家庭药浴轻松学

田端亮 于学芬 双福 主编
毛德刚 主审

中国纺织出版社有限公司 | 国家一级出版社
全国百佳图书出版单位

内容简介

中医传统药浴文化博大精深，通过中药的煎煮洗浴，可以治疗多种疾病。本书精选家庭常见病症，用全图解的方式介绍了药浴的基本知识，各种疾病的病因、辨证分型、药浴治疗方法以及医师提示，让读者根据内容，选择适合自己的药浴配方，轻轻松松治病，并进行日常保健。

本书力求简洁实用，配方药材图示展现，助您实现祛病强身、保健养生的健康梦。

图书在版编目（CIP）数据

家庭药浴轻松学 / 田端亮，于学芬，双福主编. -- 北京 ：中国纺织出版社，2016.3（2024.3 重印）

ISBN 978-7-5180-0078-4

Ⅰ. ①家… Ⅱ. ①田… ②于… ③双… Ⅲ. ①药浴疗法 Ⅳ. ① R244.9

中国版本图书馆 CIP 数据核字（2015）第 161439 号

责任编辑：樊雅莉　　　　责任印制：王艳丽

中国纺织出版社出版发行

地址：北京市朝阳区百子湾东里 A407 号楼　　邮政编码：100124

销售电话：010—67004422　　传真：010—87155801

http://www.c-textilep. com

E-mail:faxing@c-textilep. com

中国纺织出版社天猫旗舰店

官方微博 http://weibo.com/2119887771

鸿鹄（唐山）印务有限公司印刷　　各地新华书店经销

2016 年 3 月第 1 版　　2024 年 3 月第 2 次印刷

开本：710 × 1000　1/16　印张：10

字数：141 千字　　定价：49.80 元

目录 Contents

第一章 家庭药浴必知小常识

第二章 内科疾病药浴疗法

第三章 外科疾病药浴疗法

第四章 妇科疾病药浴疗法

第五章 男科疾病药浴疗法

第六章 五官科疾病药浴疗法

第七章 皮肤科疾病药浴疗法

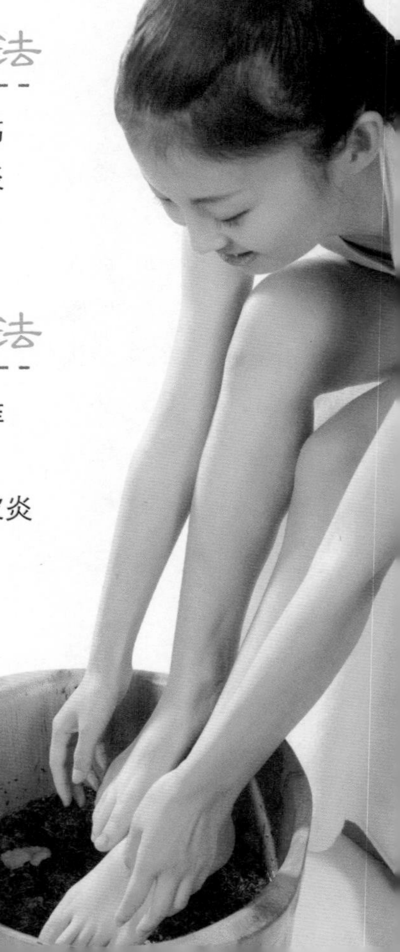

如何使用这本书

为了方便您使用药浴方法治疗疾病，特此将本书的结构和使用方法向您一一介绍。

本书特色

● 基础知识介绍详细

本书第一章详细介绍了药浴的基本知识，包括药浴起源和现代应用、药浴分类、药浴作用机制、药浴器具和辅助用品、药浴的治疗范围及原则和注意事项等。

● 药浴配方全图解

药浴配方明确，药材使用全图解介绍，便于识别，一看就会。

● 适合全家人使用

本书介绍一般家庭常见病症的药浴治疗，并且按照分科介绍，可满足不同读者的需求，让全家人都受益。

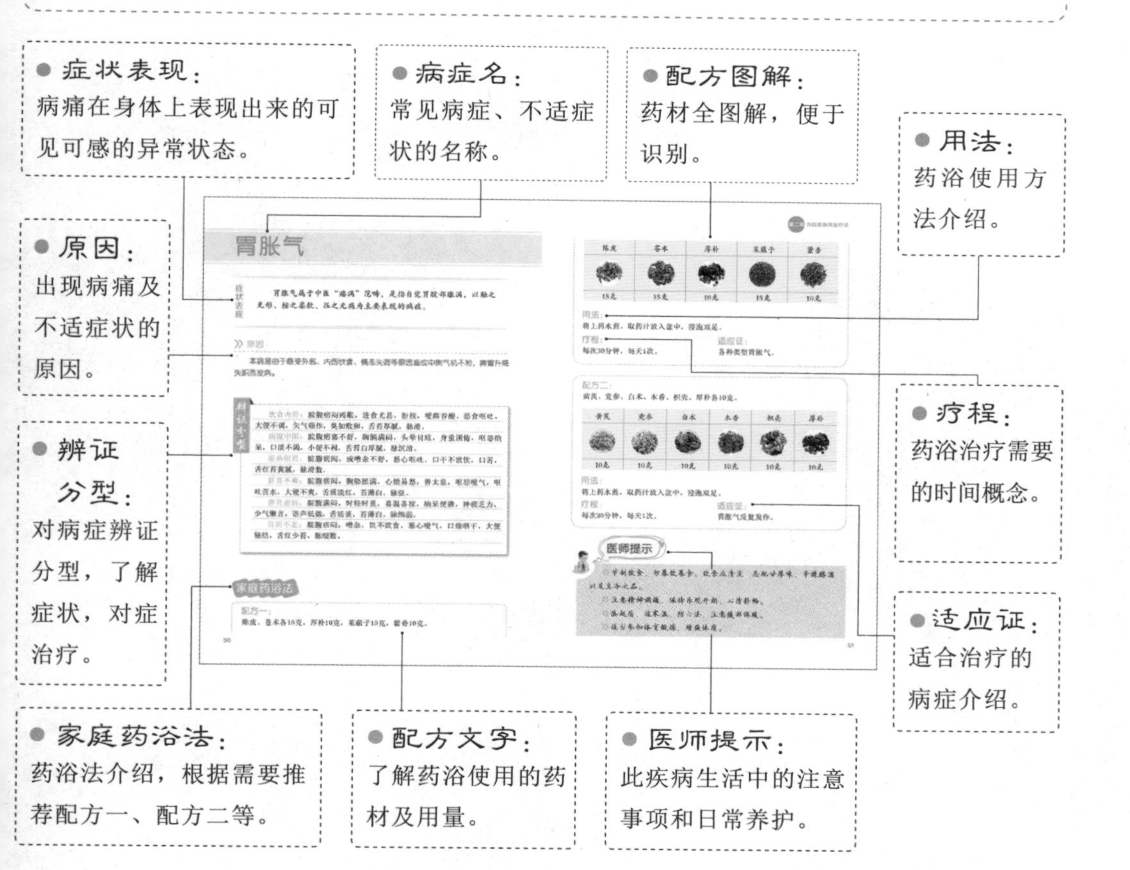

声明：本书适用于一般读者，身体状况特殊的读者使用前应先咨询医生。

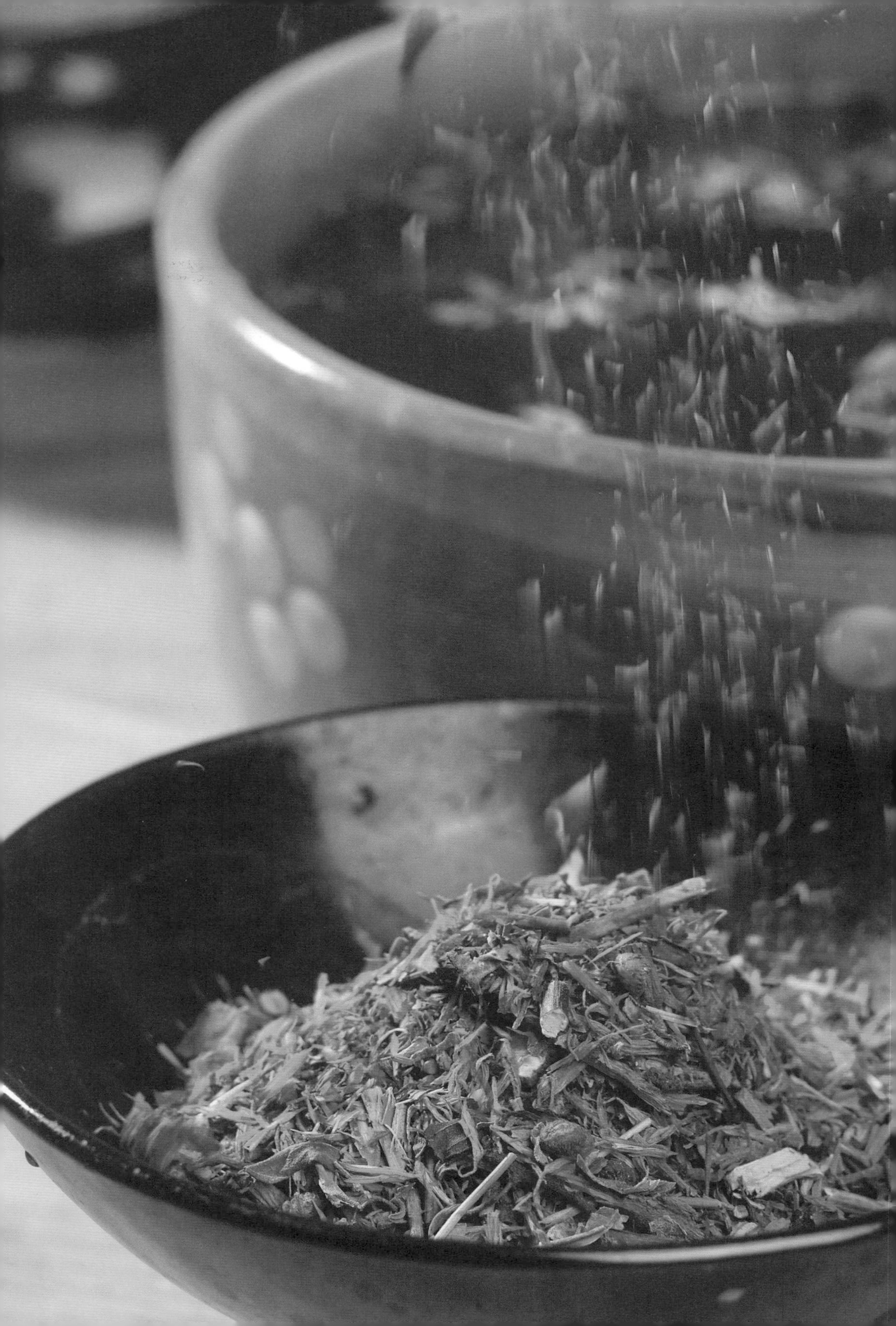

家庭药浴必知小常识

◎药浴发展史——起源与现代应用

◎初识药浴——药浴分类

◎探究药浴——药浴作用机制

◎学做家庭药浴——器具与辅助用品

◎安全药浴——治疗范围、原则与注意事项

药浴发展史——起源与现代应用

药浴是中医外治法之一，即用药液或含有药液的水洗浴全身或局部的一种方法。

药浴的形式多种多样，洗全身浴称“药水澡”；局部洗浴的又有“烫洗”“熏洗”“坐浴”“足浴”等名称。

药浴治病源远流长，在长沙马王堆出土的《五十二病方》中，就载有熏浴方8首，例如用雷丸水浴治疗婴儿痉痛、韭和酒煮沸以其热气熏蒸来治疗外伤等，是我国目前发现最早的关于药浴的文字资料。《礼记》中讲“头有疮则沐，身有疡则浴”，《黄帝内经》中有“其受外邪者，渍形以为汗”的记载。由此看来，药浴疗法，奠基于秦代，发展于汉唐，充实于宋明，成熟于清代。

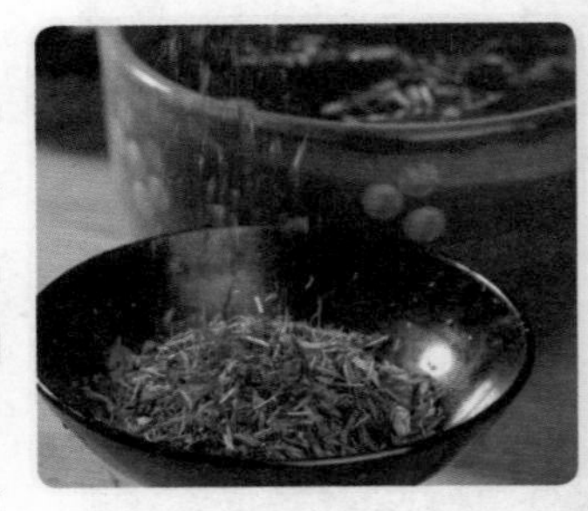

东汉时期，张仲景在《伤寒杂病论》中，介绍了一些药浴疗法，如治疗百合病的百合洗方：“上以百合一升，以水一斗，渍之一宿，以洗身。洗已……”不但说明了内病外治的作用机制，还说明了使用药浴后的调理及注意（食煮饼，勿以盐豉也）。

晋代葛洪的《肘后备急方》则收录了更多的药浴内容，针对不同的疾病原因使用不同的方法，如酒洗、醋洗、黄柏洗。“若有息肉脱出，以苦酒三升，渍乌梅五枚以洗之”。最可贵的是运用药浴开创了急救的先河：“救卒死而四肢不收失便者，马矢以水煮取三斗以洗。”

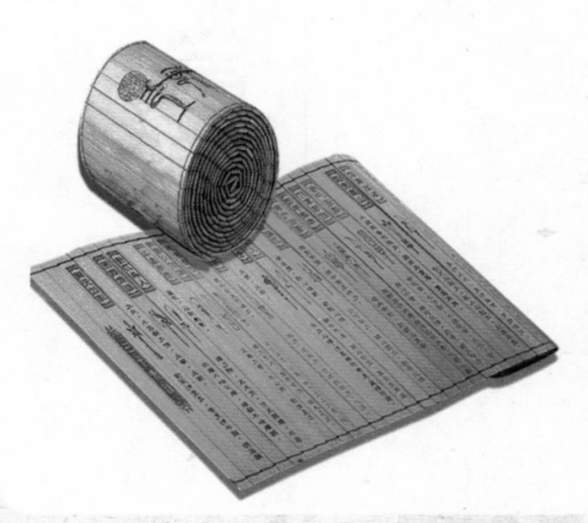

隋代巢元方《诸病源候论》有“食毕当漱口数过”的记载，作为口腔保健方法介绍，实为含漱药浴治疗方法的起源。到了唐代以后，运用药浴治疗疾病的内容更加丰富，除了常见外科皮肤疾病如痈疽、冻疮、丹毒外，还运用于妇科、儿科以及临床急症抢救等。到了宋明时期，随着各大医家流派的出现，药浴更是百家争鸣，对药浴的临床应用以及作用机制都有了更深的见解，极大丰富了药浴治疗的内容。

明代《伤科补要》详细记载了熏蒸疗法的具体操作："凡宿伤在皮里膜外，虽服药不能根除，服瓜皮散，次用落得打、陈小麦、艾叶三味，用河水共煎一锅滚透，入小口缸，横板一块，患人坐在板上，再将单被盖身，其汗立至，不可闪开，恐汗即止，病根不除也。"

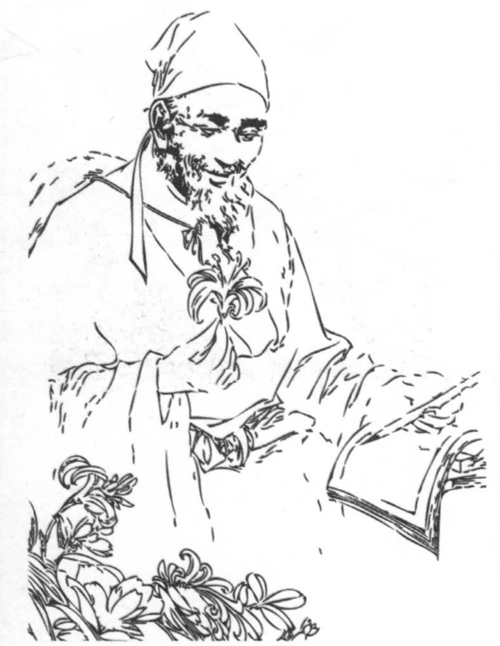

李时珍的《本草纲目》收集了明代以前的单验方万余首，在外治法中介绍了含咽、沐浴、药磨、擦洗、热浴等多种药浴方法，治疗范围扩大了很多。

到了清代，药浴发展到了鼎盛时期。清代名医辈出，名著相继问世。随着《急救广生集》《理瀹骈文》等中医药外治专著的出现，中药药浴疗法已进入比较成熟和完善的阶段。药浴不但在民间流传，在清代一些宫廷秘方中，也有许多沐浴、洗头、洗眼睛及其他外洗方。临床应用基本与内科治法并力，并广泛用于急症及内、外、妇、儿、骨伤、皮肤、五官等科数百种疾病的治疗。

近年来，药浴应用范围越来越广泛。药浴在内科、外科、妇科、男科、五官科、皮肤科等各科临床的应用已逐渐得到认可。药浴使药物不经过消化系统，较少通过肝脏，避免了对消化道的刺激及肝脏代谢对药物成分的破坏，从而能更好地发挥疗效。药浴以生活中最方便的洗浴方式来防治各种疾病，并获得较好的疗效，而且比内服药物的作用更直接。

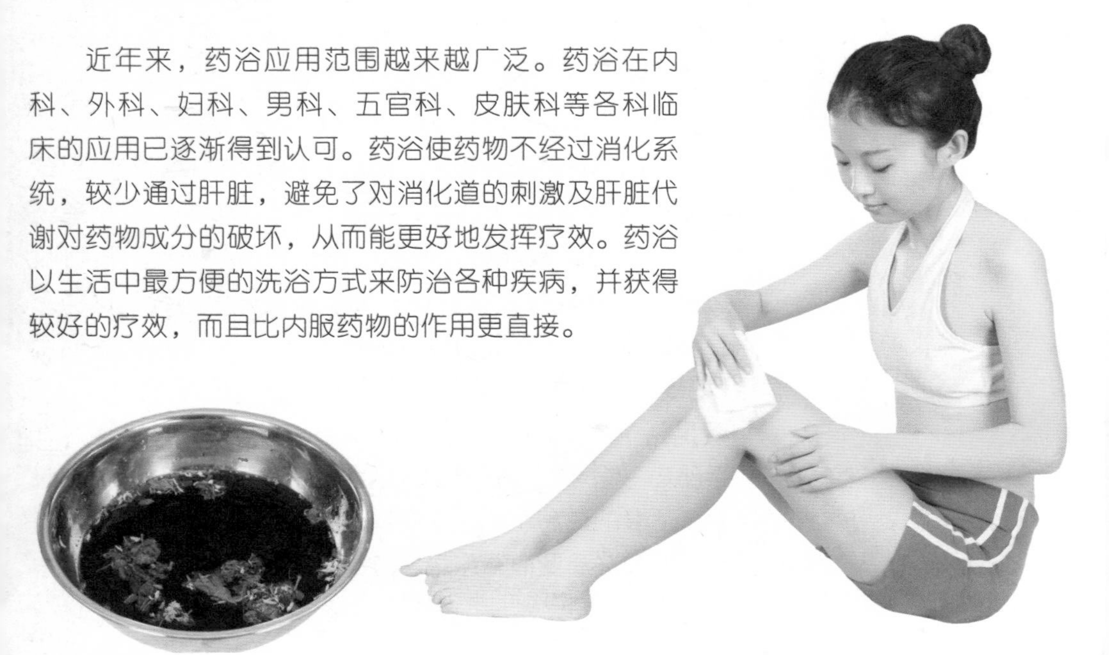

药浴分类

药浴，根据其用法可分为全身沐浴和局部洗浴两大类型。

【全身沐浴】

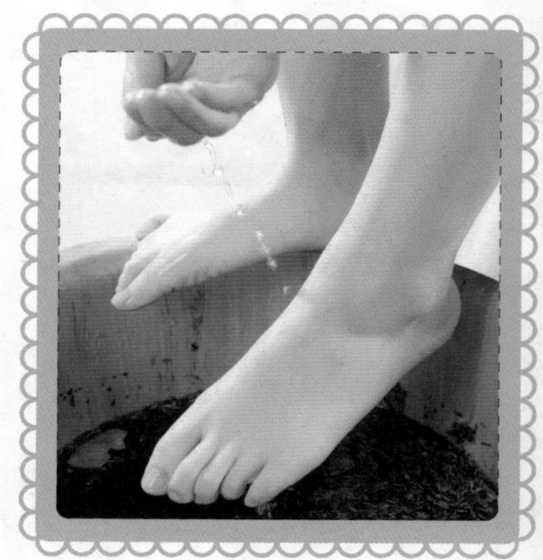

全身沐浴是将中药浴液倒入清洁消毒后的浴盆或浴缸里，加入热水，然后把水调到适当的温度，即可洗浴。

全身沐浴可以借浴水的温热之力及药物本身的功效，使周身腠理疏通、毛窍开放，起到发汗退热，祛风除湿，温经散寒，疏通经络，调和气血，消肿止痛，祛瘀生新等作用。

【局部洗浴】

局部洗浴包括头面浴、目浴、手足浴、坐浴。

头面浴

主要是将中药浴液倒入清洁消毒的脸盆中，待浴液温度适宜，进行沐发、洗头、洗面。在面部皮肤美容及护发美发方面具有显著的疗效，同时对头面部疾病也有治疗作用。

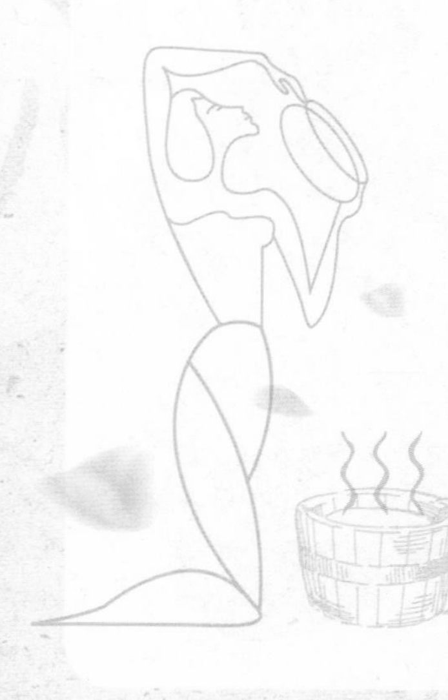

目浴

是将煎剂滤清后淋洗患眼。洗眼时，可用消毒纱布或棉球渍水，不断淋洗眼部；亦可用消毒眼杯盛药液半杯，先俯首，使眼杯与眼窝缘紧紧靠贴，然后仰首，并频频瞬目，进行眼浴，每日2～3次，每次20分钟，临床多是先熏后洗。这种方法除药物直接作用于眼部，达到疏通经络、退红消肿、收泪止痒等效果外，尚有药液的温热作用，使眼部气血流畅。

手足浴

手部洗浴除治疗皮肤病、软组织损伤等外，还具有护肤保健作用。适度的洗浴手部，不仅清洁皮肤，而且有防止皮肤老化作用。四肢洗浴要根据患病部位的不同，来决定药液量的多少，洗浴的方法可分别使用浸泡、淋洗或半身沐浴等。

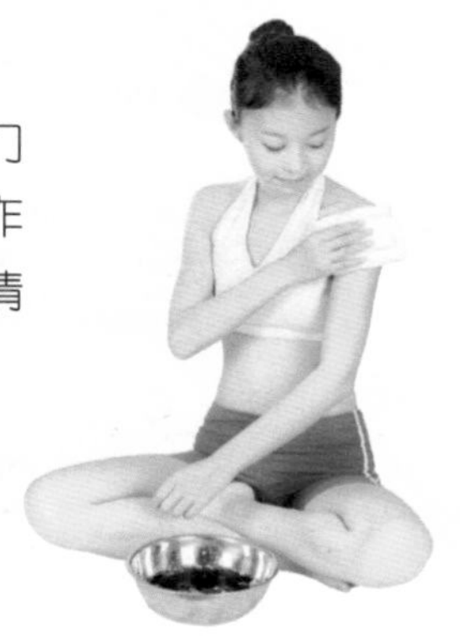

坐浴

是用药物煮汤置盆中，让病人坐浴，使药液直接浸入肛门或阴部，以治疗某些疾病的方法。它可使药液较长时间直接作用于病变部位，并借助热力，促使皮肤黏膜吸收，从而发挥清热除湿、杀虫止痒、活血化瘀、收涩固脱等效果。

探究药浴——药浴作用机制

药浴作用机制

经络穴位作用

外治之理同于内治之理，中药药浴也是以中医学脏腑经络学说为依据，通过经络腧穴，进而调节脏腑气血功能，使之达到平衡。

中医认为，人体是一个有机的内外统一的整体，体表与内脏由于经络的内外交错，构成了一个既相互分工又相互协调的统一体，通过经络腧穴来运行脏腑气血，调节脏腑阴阳平衡。疾病是由于外感六淫、内伤七情而导致阴阳脏腑气血的失衡。通过药浴，药液作用于肤表，可刺激腧穴，激发经气，又能彻透腠理，循行于经脉之中，从而祛邪拔毒、畅通气血、调和营卫、平衡阴阳，达到治疗疾病的目的。

药物治疗作用

历代医家经过数千年的实践证明，外治法可用于内外诸疾，而且疗效显著。外治作用主要取决于药物的效能，因此必须遵循中医基本理论，按照辨证施治的原则，才能发挥其作用。正如《理瀹骈文》所说："外治之药，亦即内治之药，所异者法耳。""郁者以宣，乖者以协，治眷以归，停者以遂，满者以泄，牢者以破，滑者以留，阻者以行……开之发之，适可为故。"

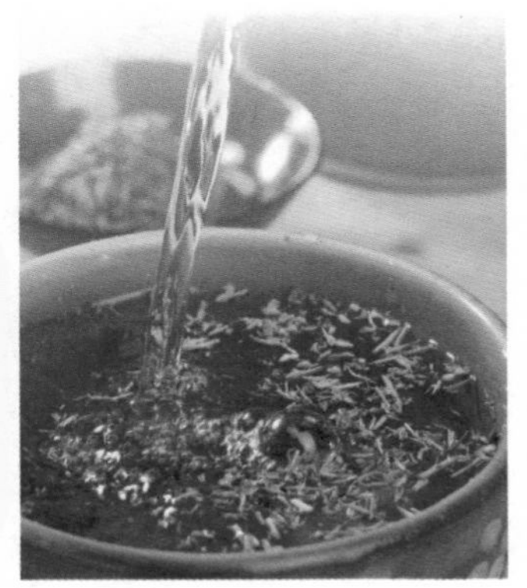

现代医学从直接接触和药物吸收两个方面对药浴的作用机制进行了研究。

首先，药液中的有效成分不需吸收，可直接接触皮肤黏膜产生药效，如杀菌、杀虫、消炎、消肿止痛、止痒等，主要应用于皮肤病。

其次，药物在熏蒸浴疗过程中经皮肤、黏膜等吸收到体内，发挥药理作用，达到治疗疾病的目的。

另外，有些药物具有一定的透皮吸收作用，如川芎浴液中的川芎醚可明显促进其他中药成分的透皮作用，增强疗效。当然，体表治疗作用与体内治疗作用并不是孤立的，二者相互协助，共同发挥作用，只是根据药物和治疗方法的不同或某一作用的主次不同而不同。

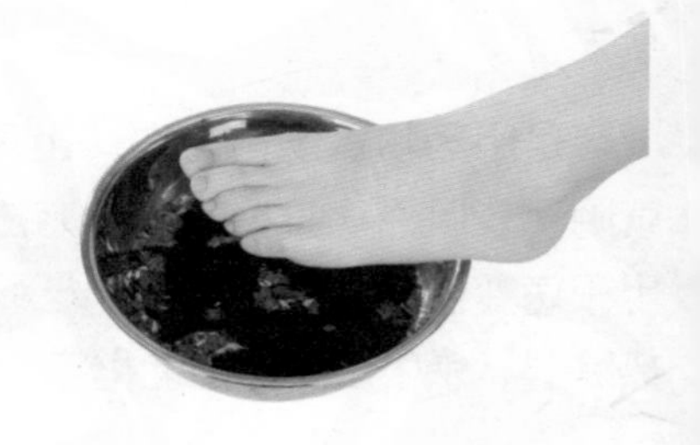

物理刺激效应

药浴同样具有水浴特点。水对机体的物理刺激作用可产生一定的治疗作用，主要表现在温热、浮力、静脉压和机械刺激等几个方面。

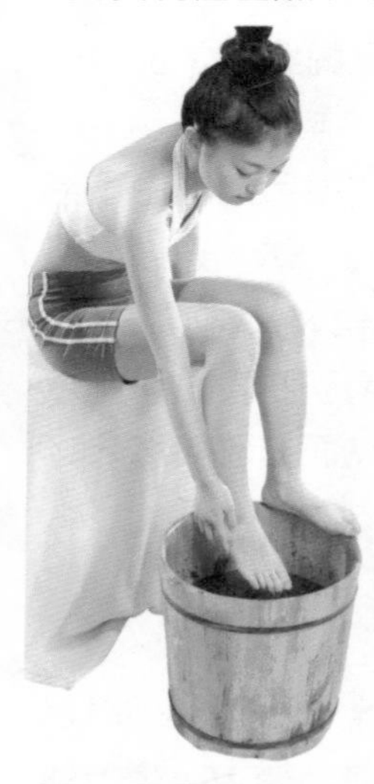

药浴水温的温热作用会由于不同的温度而产生不同的作用：水温在35℃左右，会加强大脑皮层的抑制，起到镇静催眠的作用；水温在37～39℃，其作用主要表现为扩张局部或全身血管，促进肌表组织的血液循环，加强皮肤吸收，汗液分泌，解痉止痛。水量较多时，药浴对人体有一定的浮力作用，关节粘连、疼痛，肢体活动障碍者可在水中进行主动或被动活动，有利于肢体的功能锻炼。静脉压作用，经压迫胸部、腹部、四肢体表的血管及淋巴管，促进血液及淋巴的回流，起到消肿的作用。另外，喷水淋浴或冲浪浸浴对机体可产生机械冲击及按摩作用，有利于消除疲劳，浴后有轻松舒适之感。

学做家庭药浴——器具与辅助用品

全身浸浴器具

一般家用浴盆、浴池、浴缸均可作为药浴浸洗器具，质地通常有搪瓷、瓷砖、铝、铁、木等。浴具深度以能半躺、坐、蹲为宜，容量不宜过大或过小，过大则浪费水及药液；过小又会造成药浴时转换体位不便，且不利于长时间浸泡，影响疗效。薄层浴盆要安装牢靠，防止药浴时浴盆倾斜，在浴盆（缸）旁的墙壁上应安装安全拉手，以方便患者在治疗中转换体位，安全、舒适地完成治疗。

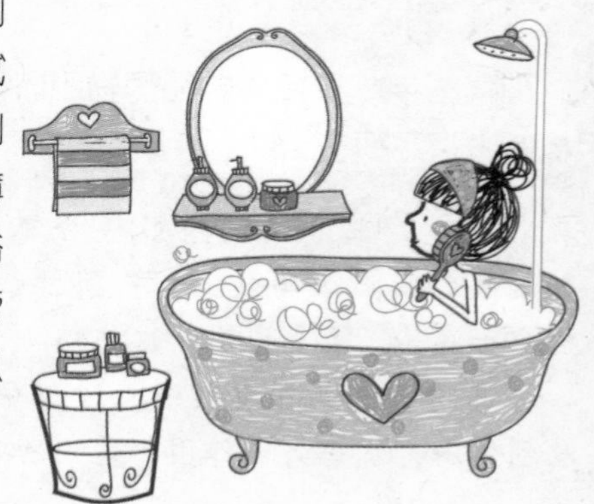

局部浸浴器具

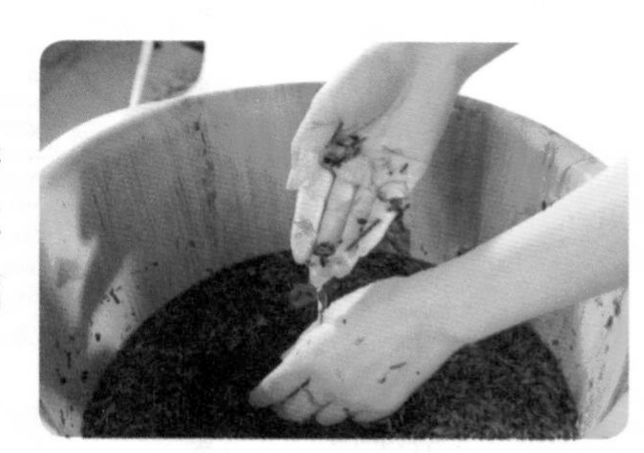

局部浸浴器具种类比较多，如家用的盆、缸、桶、罐等。如果选用铜、铝等器皿，使用时可一举两得，即用其煎取药液，去渣后再洗浴用。若属不宜加热的木制盆（缸），可先用砂锅煎药取液，倒入浴盆中使用。

熏浴器具

如果在专业医疗机构中进行全身熏浴，会有专门的熏浴器具，设备比较完善，安全系数高，疗效可靠。

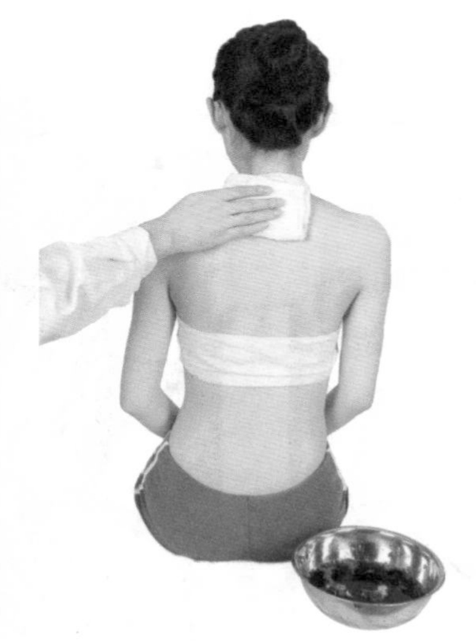

在家里熏浴，可用市售的简易浴罩，使入浴者头部外露，其余置于罩内，其内置熏蒸器。熏蒸器由一个容器与一个加热装置组成，可采用电热器置于药液容器中，使药液蒸发，也可用煤气炉、电热炉等进行加热，但应保证安全，特别是要防止一氧化碳中毒。若属局部熏浴治疗，器具比较简单，把一个药液容器(铜、陶、搪瓷)置于加热器上，其上放一个特制木架，将身体需要治疗的部位置于其上，使药液产生的汽液熏蒸患部。为了提高疗效，也可制作一个锥形筒，收集汽液，直接作用于治疗部位。

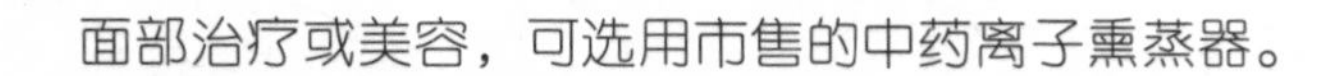

面部治疗或美容，可选用市售的中药离子熏蒸器。

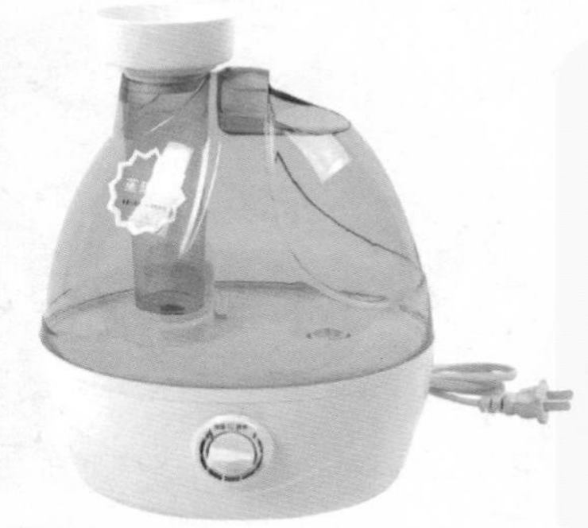

其外形似一花瓶，分上中下3层，上层为药盒，其内置放中药，药盒盖上有喷气口。中层为水筒，内装适量热水(约占水筒的2/3)。下层为加热装置，外接电源，10分钟后，水筒中的水开始沸腾，含中药离子的蒸汽从药盒的喷嘴喷出。患者可选择适当距离，使颜面、口鼻、眼等治疗部位接近水蒸气进行治疗。

在药浴治疗中，除了必备的治疗器具外，为了更好地完成治疗，一些必要的辅助用品也是不可缺少的。

【消毒剂】

常用的有新洁尔灭、84消毒液、来苏儿、75%酒精等，用于器具消毒。

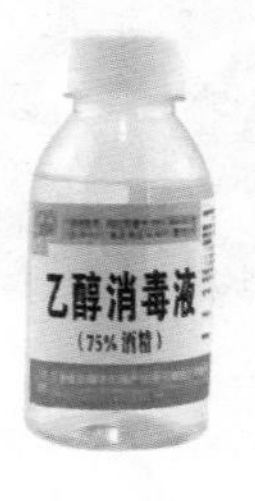

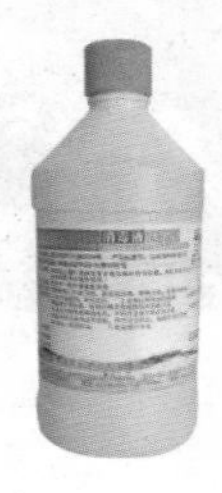

【家用蒸锅】

用于非一次性使用棉织品的定期消毒，每次消毒蒸30分钟。

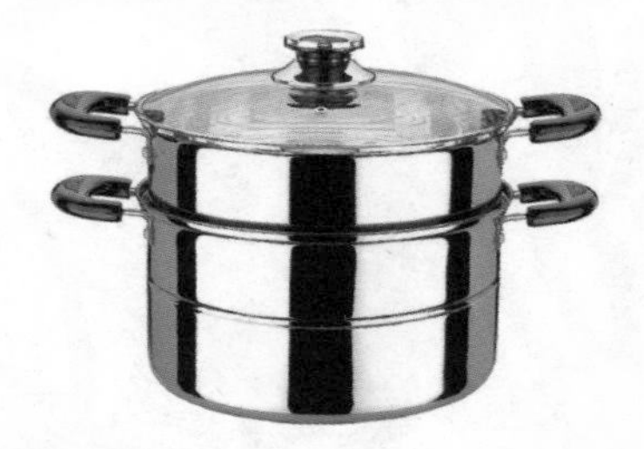

【浴巾】

可用于全身沐浴时铺于身下防滑，或出浴时披盖全身。

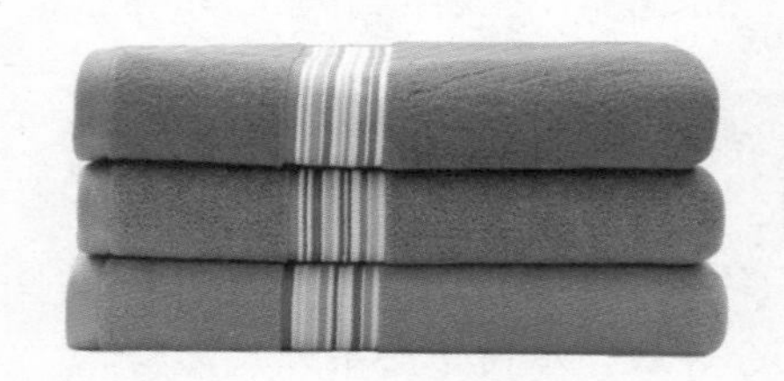

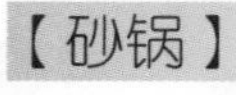

【砂锅】

用于煎取药液，亦可用搪瓷制品替代。

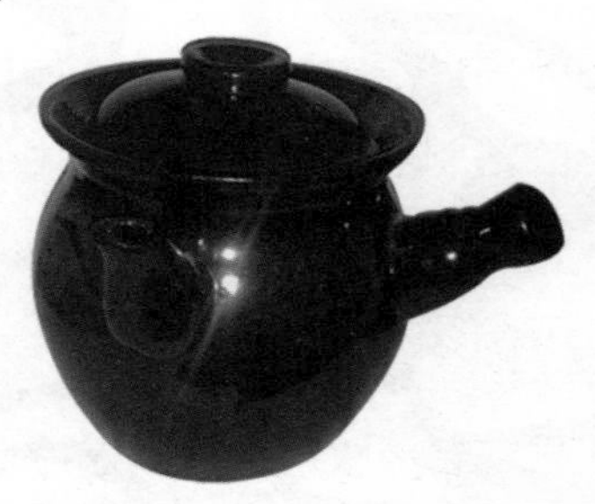

【毛巾】

以棉织品为最好，因其质地柔软、吸水性好，常用于蘸取药液洗患处及擦干身体。

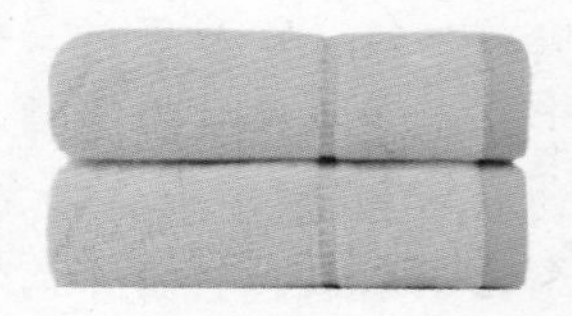

【布袋】

以手伸入袋中，隔袋搓全身。市场有售，但勿选化纤织物，可用棉布自制，每次用后应消毒洗净。

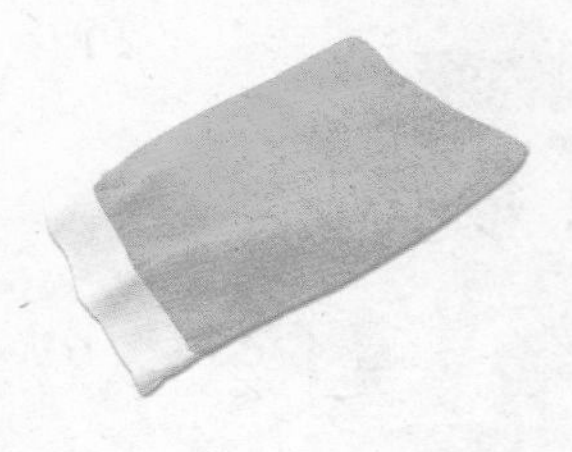

【竹(木)夹】

局部浴时，如需较热药液，则用竹（木）夹捞起浸透的浴巾，两手分别持夹子，将浴巾拧干，也可用医用长柄镊子代替。

【棉纱团】

以纯棉作内心，外裹棉布等天然纤维织物制成，用以揉按、搓擦、拍击身体各部兼作按摩，使用得当，十分舒适。

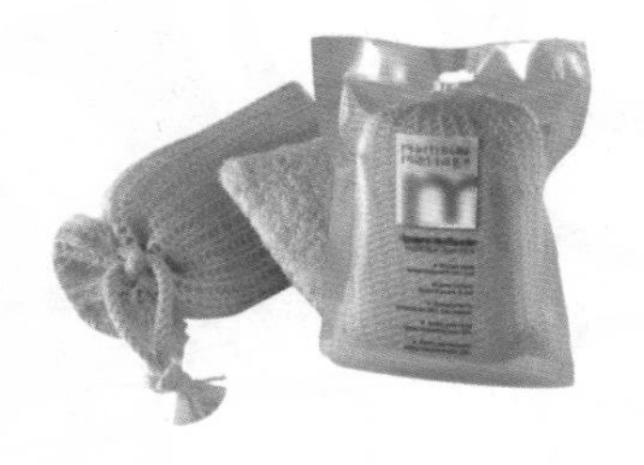

【丝瓜络】

使用前先用热水浸透洗净，或用热碱水搓揉，以网丝细密、质地较软者为佳。药浴时用以搓擦患部或全身，有利于药物的吸收。

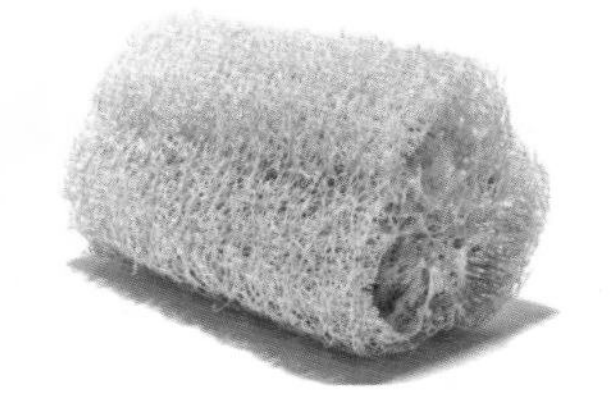

【刮板】

以竹、木、石等天然物品，制成2～3厘米宽、7～8厘米长的板状物，洗浴时刮推身体相应部位，有治疗及按摩作用。

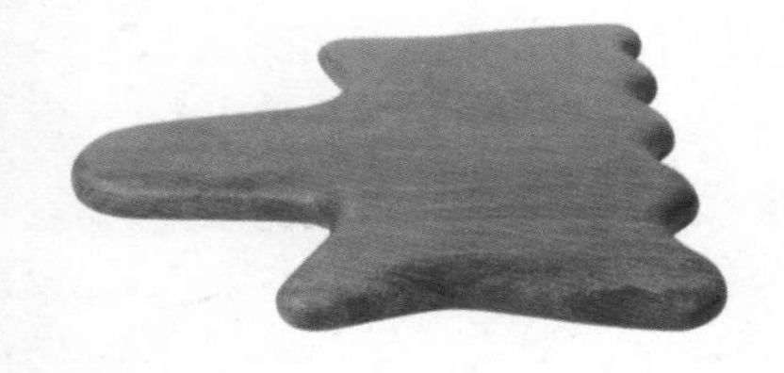

【洗眼杯】

用于眼疾的洗浴。

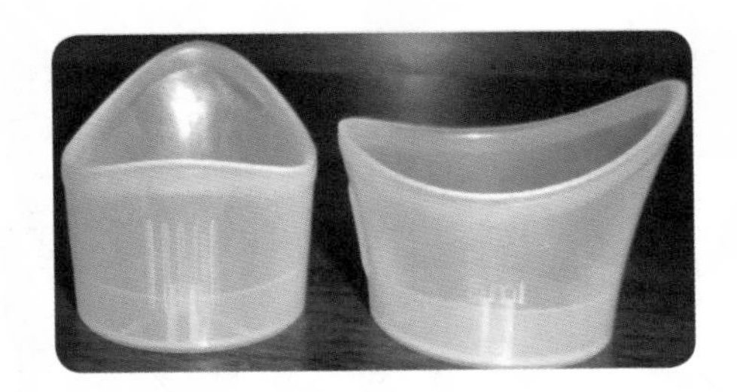

【喷壶】

用于淋洗患处。

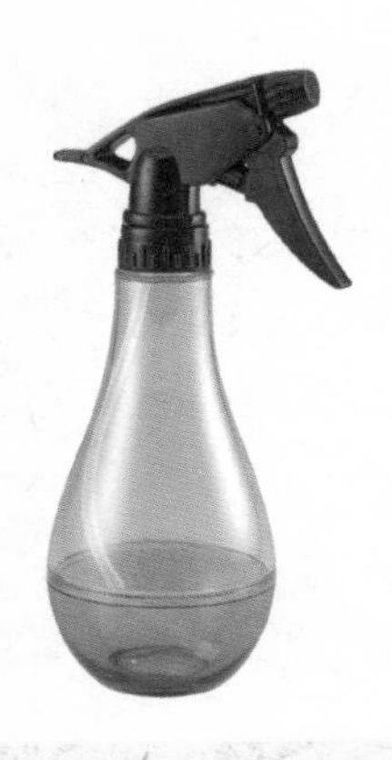

【皂类】

多选用碱性小、香味清淡的皂制品。药浴前用来洗净身体或患处。

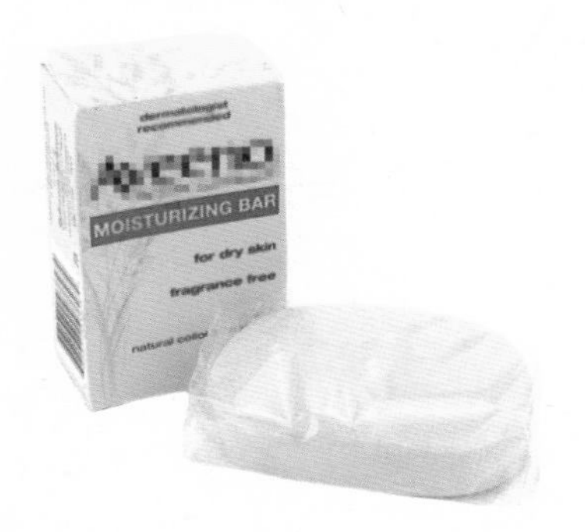

治疗范围

药浴可广泛用于内科、外科、妇科、男科、五官科、皮肤科等临床多科疾病。

◎内科疾病如咳嗽、慢性肾炎、高血压、糖尿病及神经衰弱引起的失眠等。

◎外科疾病如急性腰扭伤、颈椎病、落枕、肩周炎、慢性腰肌劳损、风湿性关节炎等。

◎妇科疾病如阴道炎、慢性盆腔炎、痛经、乳腺增生等。

◎五官科疾病如牙痛、慢性咽炎、鼻窦炎等。

◎皮肤科疾病如痱子、湿疹、皮肤瘙痒等。

◎男科疾病如遗精、早泄、阳痿、前列腺炎等。

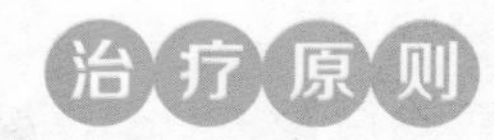

治疗原则

◎有皮肤过敏者不宜使用较强刺激的药物。

◎药浴方中一些有毒的中药如巴豆、甘遂、芫花等应在医师指导下使用。

◎久病体弱，有严重器质性疾病者药量不宜过大，药浴时间不宜过长，最好在医师指导下用药。

◎孕妇慎用或忌用药浴，尤其是含有堕胎作用的中药。

◎药浴应在中医基础理论的指导下辨证用药。

注意事项

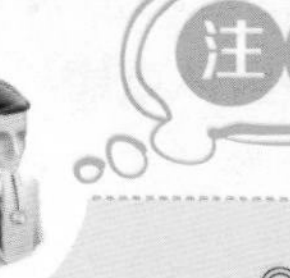

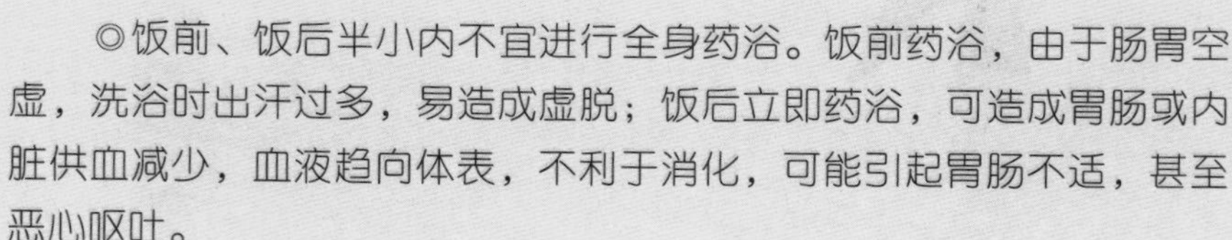

◎饭前、饭后半小内不宜进行全身药浴。饭前药浴，由于肠胃空虚，洗浴时出汗过多，易造成虚脱；饭后立即药浴，可造成胃肠或内脏供血减少，血液趋向体表，不利于消化，可能引起胃肠不适，甚至恶心呕吐。

◎浴前4小时内没有进食，一定要准备好牛奶、糖水或其他流食，以备感到不适时食用。

◎全身药浴后应慢慢从浴盆中起身，以免出现体位性低血压，造成一过性脑部缺血、眩晕。

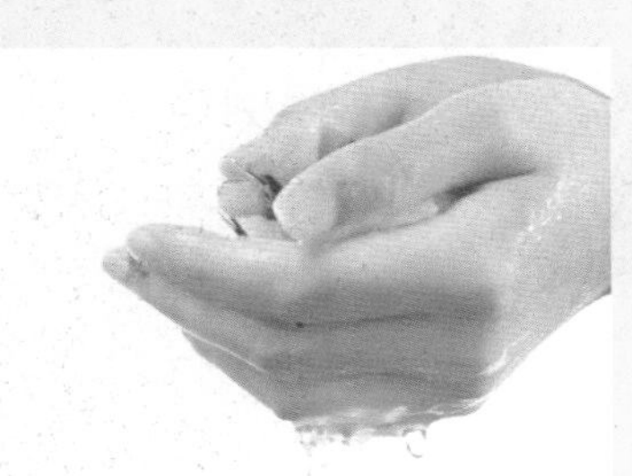

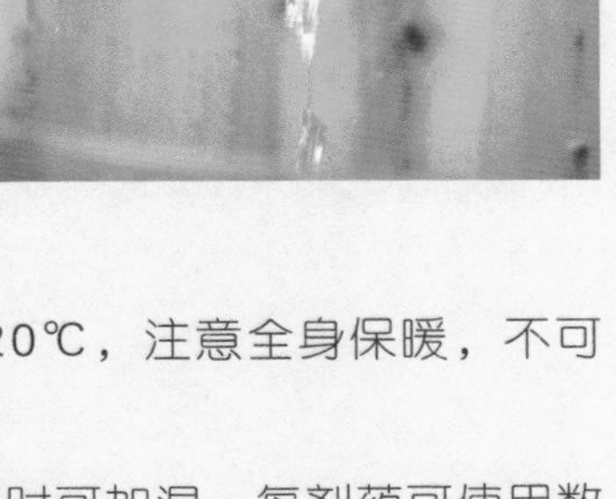

◎洗浴时间不可太长，药浴过程中应适当补充水分，尤其是全身热水浴。由于药浴出汗过多，体液丢失量大，皮肤血管充分扩张，体表血液量增多，易造成头部缺血而发生眩晕或晕厥。一旦发生晕厥，家人应及时将患者扶出浴盆，平卧在床上，同时给予白开水或糖水，补充体液与能量；或用冷水洗脚，使下肢血管收缩，头部供血充足。

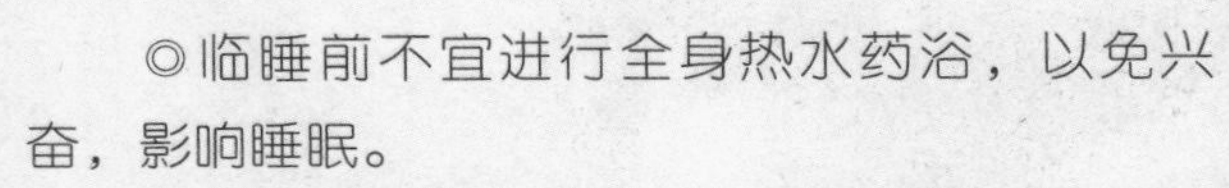

◎临睡前不宜进行全身热水药浴，以免兴奋，影响睡眠。

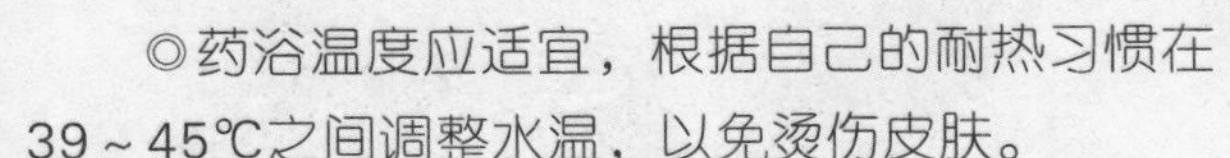

◎药浴温度应适宜，根据自己的耐热习惯在39～45℃之间调整水温，以免烫伤皮肤。

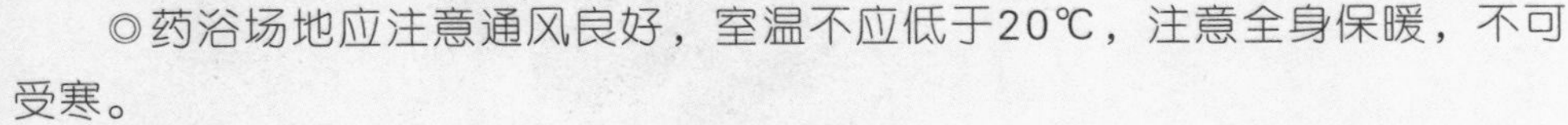

◎药浴场地应注意通风良好，室温不应低于20℃，注意全身保暖，不可受寒。

◎外用药浴不可内服。药浴可以重复使用，用时可加温，每剂药可使用数次，一般冬季每剂药使用5～7日，夏季2～3日。

◎血压不稳定及心脏功能稍差者应由家人陪伴进行药浴，每次浸泡时间不宜太长（3～6分钟），如在浸泡过程中感到心跳加快或呼吸过于急促时，应起身于通风良好处稍作休息，待恢复后再次浸泡，一般分2～3次浸泡即可。

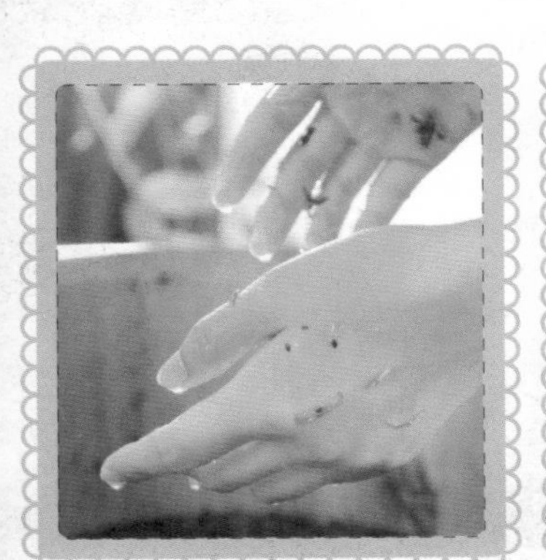

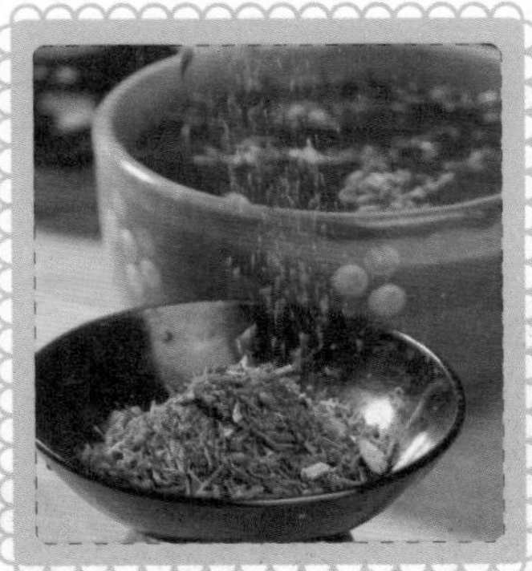

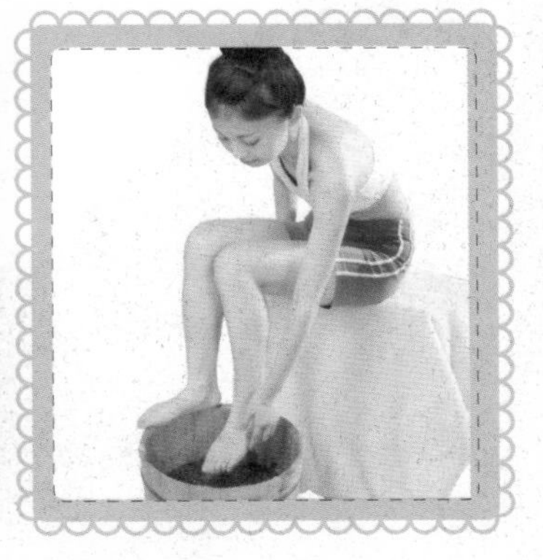

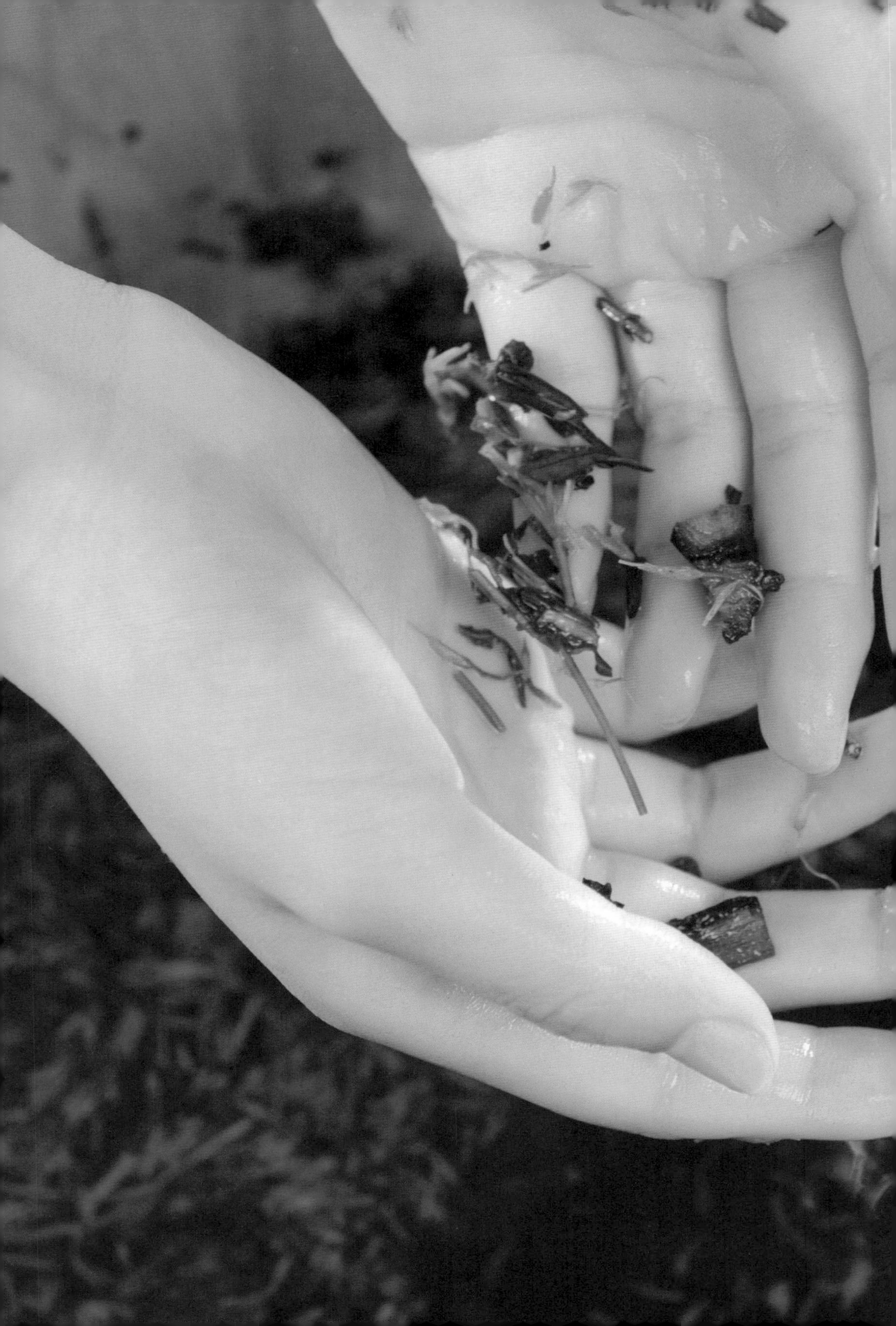

内科疾病药浴疗法

◎感冒
◎头痛
◎眩晕
◎咳嗽
◎腹泻
◎失眠
◎便秘
◎打嗝
◎贫血
◎胃痛
◎糖尿病
◎胃胀气
◎高脂血症
◎高血压
◎低血压
◎心慌惊悸
◎消化不良
◎慢性肾炎
◎慢性疲劳综合征

感冒

症状表现

感冒主要以鼻塞、流涕、喷嚏、咳嗽、头痛、恶寒、发热、全身不适、脉浮为其特点。

原因

感冒是临床上最常见的疾病，多是由感冒病毒引起的，中医认为感冒是感受风邪或时行病毒引起。

辨证分型

风寒感冒：恶寒重，发热轻，鼻塞流清涕，口不渴，苔薄白，脉浮或浮紧。

风热感冒：发热重，恶寒轻，鼻塞流浊涕，口渴，咽痛，苔薄黄，脉浮数。

暑湿感冒：发热、微恶风，汗少、汗出热不退，鼻塞流浊涕，头昏重胀痛，口渴黏腻，渴不多饮，苔薄黄腻，脉濡数。

家庭药浴法

配方一：

薄荷、荆芥各15克，防风12克，麻黄、生姜各10克。

薄荷	荆芥	防风	麻黄	生姜
15克	15克	12克	10克	10克

用法：

1. 将药物水煎取汁约500毫升，放置待凉。
2. 后用药汁擦浴全身，或将煎取药汁兑入温热水的浴盆中，全身浸洗。

疗程：

每日2次，每次10～15分钟，每日用药1剂，病愈即停用。

适应证：

风寒感冒。

配方二：

桑叶、菊花、双花、连翘、荆芥、薄荷、桔梗、牛蒡子、甘草各20克。

桑叶	菊花	双花	连翘	荆芥
20克	20克	20克	20克	20克

薄荷	桔梗	牛蒡子	甘草	
20克	20克	20克	20克	

用法：

1. 将药物煎汤取汁约1500毫升。
2. 先趁热蒸熏头面，待晾温再外洗头面部，或擦浴胸背。

疗程：

每次10～20分钟，每日2次，病愈则止。

适应证：

风热感冒。

配方三：

香薷、苏叶、厚朴、藿香各12克，羌活、淡豆豉各10克。

香薷	苏叶	厚朴	藿香	羌活	淡豆豉
12克	12克	12克	12克	10克	10克

用法：

1. 将药物煎汤取汁约1500毫升。
2. 趁热擦浴全身。

疗程：

每次10～20分钟，每日2次，病愈则止。

适应证：

暑湿感冒。

医师提示

◎加强身体锻炼，增强抗病能力，养成经常性户外活动的习惯。

◎保持室内外环境卫生和个人卫生，使室内空气时常新鲜，并有充足的阳光照射。

◎患感冒时，多饮开水，饮食宜清淡，忌油腻辛辣燥热，保持充足的睡眠。

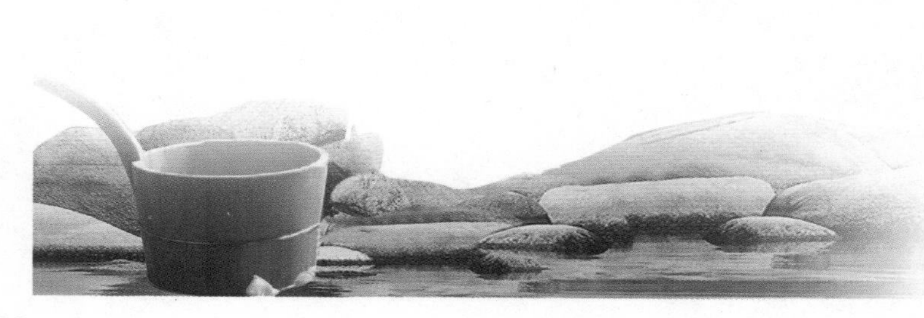

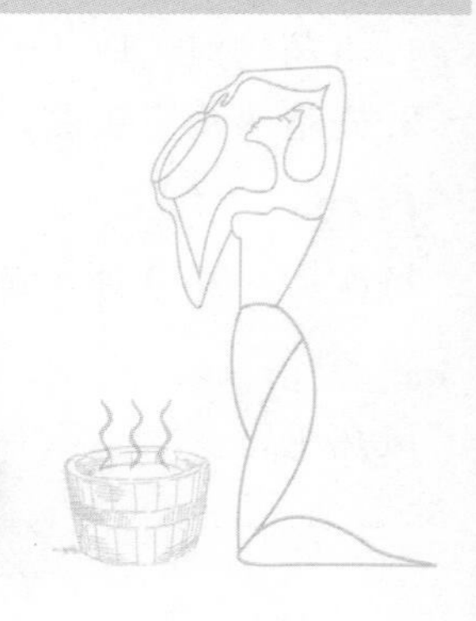

头痛

症状表现

以头部疼痛为主要临床表现。头痛部位可位于前额、两颞、巅顶、枕颈或全头部；疼痛性质可为跳痛、刺痛、胀痛、灼痛、重痛、空痛、昏痛、隐痛等；头痛发作形式可为突然发作，或缓慢起病，或反复发作，时痛时止；疼痛的持续时间可长可短，可数分钟、数小时或数天、数周，甚则长期疼痛不已。

原因

中医将头痛辨证分型为外感头痛和内伤头痛两大类。引起的主要原因有风、寒、湿、热等外邪侵袭，瘀血瘀阻脑络、痰浊上蒙脑窍等。

辨证分型

风寒头痛：头痛连及项背，常有拘急收紧感，或伴恶风畏寒，遇风尤剧，口不渴。

风热头痛：头痛而胀，甚则头胀如裂，发热或恶风，面红目赤，舌尖红。

风湿头痛：头痛如裹，肢体困重。

家庭药浴法

配方一：

川芎、当归各30克，荆芥60克，白芷、细辛各10克。

川芎	当归	荆芥	白芷	细辛
30克	30克	60克	10克	10克

用法：

上药加清水适量，煮沸，趁热熏蒸头面部，待药温适度时再洗头部。

疗程：

每日1剂，熏洗2～3次。

适应证：

风寒头痛。

配方二：

白芥子、川芎、天南星各20克，细辛5克，冰片1.5克。

白芥子	川芎	天南星	细辛	冰片
20克	20克	20克	5克	1.5克

用法：

取上药（除冰片外）加清水2000毫升，煎煮10分钟，取药液倒入盆中，将冰片溶于药液中，待温度能耐受为度，将双足浸泡在药液中半小时。

疗程：

每天1次，7天为1疗程。

适应证：

各种类型头痛。

配方三：

栀子25克，红花20克，钩藤50克，桑寄生25克，黄芩50克，赤芍50克，牛膝50克，石决明100克。

栀子	红花	钩藤	桑寄生	黄芩	赤芍	牛膝	石决明
25克	20克	50克	25克	50克	50克	50克	100克

用法：

添水煎煮后浴足。

疗程：

每天1次，每次40分钟，晚间睡前进行。

适应证：

一般性头痛。

配方四：

薄荷、桑叶、生南星、吴茱萸各30克，冰片1克。

薄荷	桑叶	生南星	吴茱萸	冰片
30克	30克	30克	30克	1克

用法：

取上药（除冰片外）加清水2000毫升，煎煮10分钟，取药液倒入盆中，将冰片溶于药液中，待温度能耐受为度，将双足浸泡在药液中半小时。

疗程：

每天1次，7天为1疗程。

适应证：

风热头痛。

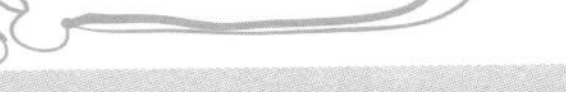

医师提示

◎头痛患者宜注意休息，保持环境安静，光线不宜过强。

◎各类头痛患者均应禁烟戒酒。

◎可选择合适的头部保健按摩法，以疏通经脉、调畅气血，预防头痛发生。

眩晕

症状表现

本病以头晕目眩、视物旋转为主要表现。轻者如坐车船，飘摇不定，闭目少顷即可复常；重者两眼昏花缭乱，视物不明，旋摇不止，难以站立，昏昏欲倒，甚则跌仆。可伴有恶心呕吐、眼球震颤、耳鸣耳聋、汗出、面色苍白等症状。

原因

中医认为本病病位在脑，与忧郁恼怒、恣食厚味、劳伤过度和气血虚弱有关。有情志不舒、肝阳上亢而发者；有恣食厚味、痰湿中阻而发的；有劳伤过度、肾精亏损，不能上充于脑而发者；病后体虚，气血亏虚，脑失所养亦能发生眩晕。

辨证分型

肝阳上亢：眩晕耳鸣，头痛且胀，每因烦劳或恼怒而头晕、头痛加剧，面时潮红，急躁易怒，少寐多梦，口苦。

气血亏虚：眩晕动则加剧，劳累即发，面色苍白，唇甲不华，发色不泽，心悸少寐，神疲懒言，饮食减少。

肾精不足：眩晕而见精神萎靡，少寐多梦，健忘，腰膝酸软，遗精，耳鸣。

痰浊中阻：眩晕而见头昏如蒙，胸闷，恶心，食少多寐。

家庭药浴法

配方一：

红花椒10克，荷叶心15克。

红花椒	荷叶心
10克	15克

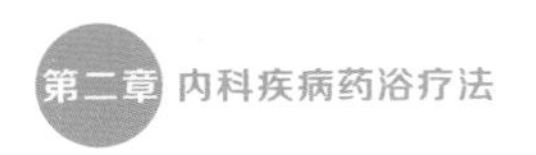

用法：
上药水煎，取汁放在盆内，浸泡全身。

疗程：
每日1次，每次20分钟。

适应证：
所有类型眩晕。

配方二：
生地黄、桑寄生各200克。

生地黄	桑寄生
200克	200克

用法：
将上药煎汁放在盆内，足浴。

疗程：
每日1次，每次20分钟。

适应证：
气血亏虚型眩晕。

配方三：
夏枯草30克，钩藤20克，桑叶15克，菊花20克。

夏枯草	钩藤	桑叶	菊花
30克	20克	15克	20克

用法：
将所备药物共煎洗足。

疗程：
每日1～2次，每次10～15分钟，10～15天为1疗程。

适应证：
肝阳上亢型眩晕。

配方四：

益母草、桑枝、桑叶各15克。

益母草	桑枝	桑叶
15克	15克	15克

用法：

将上药加水煎煮，滤出1500毫升药液，倒入盆内，待水温至50～60℃，将双足浸泡在药液内。

疗程：

每日1次，每次30分钟。

适应证：

高血压引起的眩晕、头痛等症。

医师提示

◎反复发作眩晕应到医院查明原因。

◎眩晕发作时，应闭目安卧，以手指按压印堂、太阳等穴，使头面部经气舒畅，眩晕症状即可减轻。

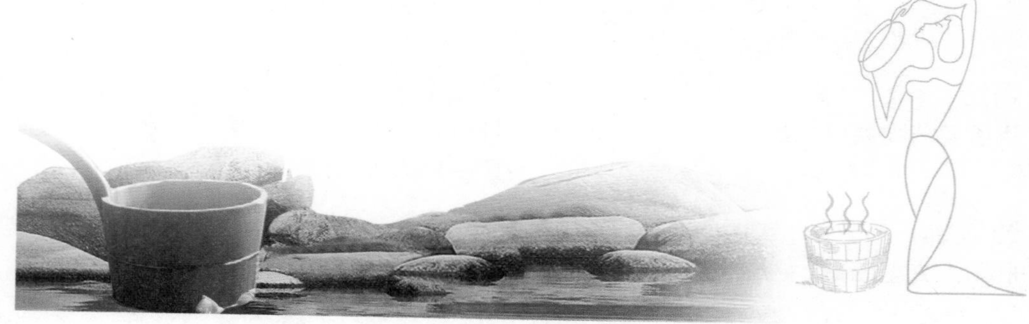

咳嗽

症状表现

以咳嗽为主要临床症状，有痰或无痰，有声无痰为咳，有痰无声为嗽，有痰有声为咳嗽。

原因

咳嗽的病因分为外因和内因，外因主要是外邪六淫袭肺，内因主要是各脏腑的功能失调，病及于肺。西医的急慢性支气管炎、肺炎等在本节讨论范围内。

辨证分型

风寒咳嗽：咽痒、咳嗽声重、气急，咳痰稀薄色白，鼻塞流清涕，头痛，肢体酸楚，恶寒发热无汗。

风热咳嗽：咳嗽频剧气粗，或咳声嘶哑，咳痰不爽，痰黏稠或稠黄，喉燥咽痛，口渴，鼻流黄涕，头痛，肢楚，恶风身热。

风燥咳嗽：干咳，连声作呛，咽喉干痛，唇鼻干燥，口干，无痰或痰少而黏连成丝，不宜咳出，痰中带血丝，鼻塞、头痛、微寒、身楚。

痰湿咳嗽：咳嗽反复发作，咳声重浊，痰黏腻，或稠厚成块，痰多易咳，早晨或食后咳甚痰多，进甘甜油腻物加重，胸闷脘痞，呕恶，食少，体倦，大便时溏。

痰热咳嗽：咳嗽气息粗促，或喉中有痰声，痰多，质黏稠色黄，或有腥味，难咳，咯吐血痰，胸胁胀满，咳时引痛。

肝火咳嗽：口苦咽干，痰少质黏，或如絮条，咯之难出，胸胁胀痛，咳时引痛，症状可随情绪波动而增加。

阴虚咳嗽：干咳、咳声短促，痰少黏白，或痰中带血，口干咽燥，或声音逐渐嘶哑，手足心热，午后潮热，颧红形瘦神疲。

家庭药浴法

配方一：

麻黄、桂枝、苏叶、细辛各10克。

麻黄	桂枝	苏叶	细辛
10克	10克	10克	10克

用法：

上述药加适量清水煮沸，取汁放入浴盆中浴足。

疗程：

每次15～30分钟，每日2～3次，每日1剂，连续3～5天。

适应证：

风寒咳嗽。

配方二：

鱼腥草150克，麻黄50克，细辛10克。

鱼腥草	麻黄	细辛
150克	50克	10克

用法：

将上药放入药罐中，加清水适量浸泡5～10分钟后，水煎取汁，温时药浴。药浴完毕用温水冲洗，再用干毛巾擦干后穿衣。

疗程：

药浴15～30分钟，每周2～3次。

适应证：

慢性支气管炎引起的咳嗽。

配方三：

麻黄30克，细辛30克，桂枝50克，紫苏100克。

麻黄	细辛	桂枝	紫苏
30克	30克	50克	100克

用法：

将上药放入药罐中，加清水适量浸泡5～10分钟后，水煎取汁，温时药浴。药浴完毕用温水冲洗，再用干毛巾擦干后穿衣。

疗程：

药浴15～30分钟，每周2～3次。

适应证：

慢性支气管炎引起的咳嗽。

医师提示

◎提高机体卫外功能，增强皮毛腠理适应气候变化的能力。

◎注意起居有节，劳逸结合，保持室内空气清新，消除烟尘和有害气体的危害。

◎保持心情舒畅，避免性情急躁、郁怒化火伤肺。

◎发病后注意休息，清淡饮食，忌食辛辣、香燥、肥甘厚味及寒凉之品。

腹泻

症状表现

腹泻是大肠疾病最常见的症状，是指排便次数明显超过平日，粪质稀薄，水分增加，每日排便量较多，或含未消化食物或脓血、黏液。

原因

腹泻的病因主要有感受外邪如寒、暑、湿、热，饮食过量，忧郁恼怒，久病失治，先天不足，命门火衰等。

辨证分型

寒湿腹泻：泄泻清稀，甚至如水样，腹痛肠鸣，脘闷食少恶寒，发热，头痛，肢体酸痛。

湿热腹泻：泄泻腹痛，泻下急迫，势如水注，泻而不爽，粪色黄褐，气味臭秽，肛门灼热，小便短赤。

食滞腹泻：腹痛肠鸣，脘腹胀满，泻下粪便臭如败卵，泻后痛减，嗳腐吞酸，泻下伴有不消化食物，不思饮食。

脾虚腹泻：大便时溏时泻，完谷不化，迁延反复，食少，食后脘闷不适，稍进油腻之物，则便次明显增多，面色萎黄，神疲倦怠。

阳虚腹泻：黎明之前，脐腹作痛，肠鸣即泻，完谷不化，泻后则安，腹部喜温，形寒肢冷，腰膝酸软。

家庭药浴法

配方一：

绿豆100克，生甘草50克，蒲公英60克。

绿豆	生甘草	蒲公英
100克	50克	60克

用法：

将药物加清水1500毫升，煎沸30分钟。倒出药液400毫升，分2次口服，将剩余药液倒入盆中，趁热熏蒸肚腹。

疗程：

待温浸泡30分钟，隔2～4小时再如法用药1次。

适应证：

湿热伤中泄泻（中毒性急性肠胃炎）。

配方二：

黄芪、防风、枳壳各50克。

黄芪	防风	枳壳
50克	50克	50克

用法：

将药物加清水煎成药汁，倒入盆内，先熏后洗肛门。

疗程：

每日1次，连续3～5日。

适应证：

脾胃虚弱腹泻。

配方三：

无花果叶60克。

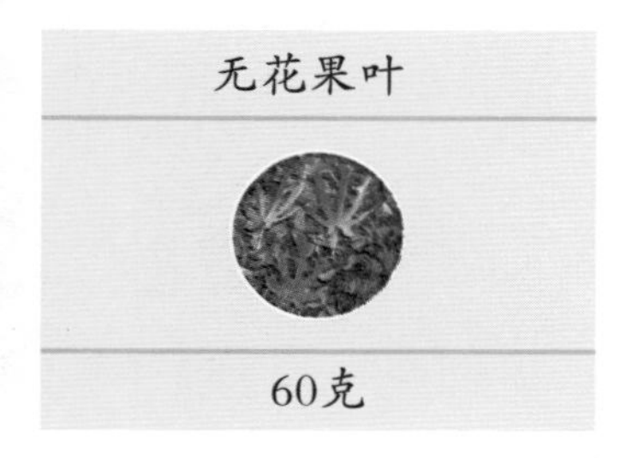

无花果叶
60克

用法：

将无花果叶洗净，加水1500毫升煎煮，待温洗脚。

疗程：

早晚各1次，每次30分钟，15天为1疗程。

适应证：

湿热腹泻。

配方四：

胡椒、透骨草各9克，艾叶150克。

胡椒	透骨草	艾叶
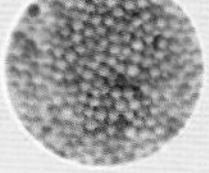	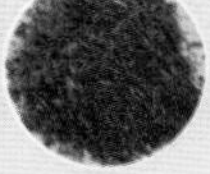	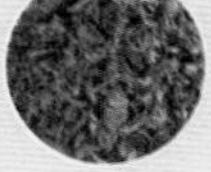
9克	9克	150克

用法：

将上药煎汁，洗双足。

疗程：

每次30～60分钟，每日3次，连用数日。

适应证：

温脾止泻，适用于脾胃虚弱导致的腹泻。

医师提示

◎起居有常，调畅情志，保持乐观情绪，谨防风寒湿邪侵袭。

◎适宜清淡、富营养、易消化食物，适当服食山药、莲子、山楂、白扁豆、芡实等助消化食物。

◎避免进食生冷不洁，忌食难消化或清肠润滑的食物。

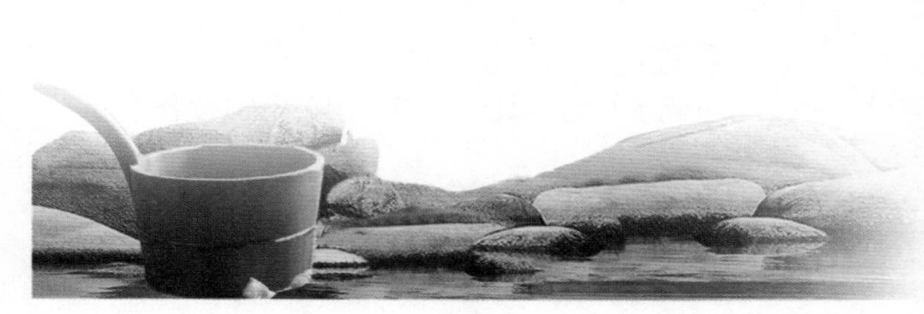

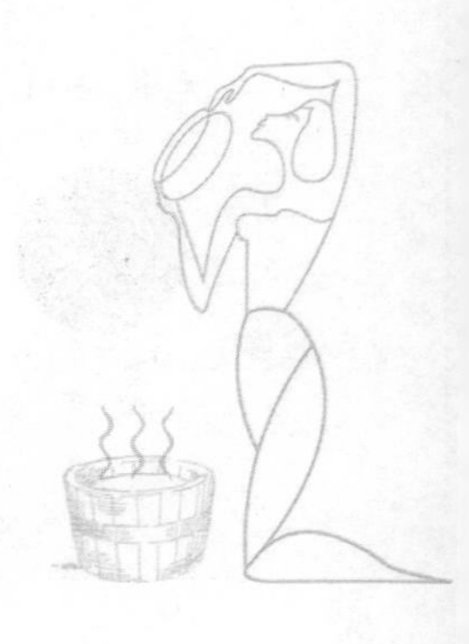

失眠

症状表现

失眠是一种常见的睡眠障碍，表现为一种渴求睡眠但又难于入睡的生理、心理性失眠状态。

原因

各种原因都可以导致失眠，中医认为本病多因思虑劳伤或痰火上扰所致。

辨证分型

肝郁化火：多由恼怒烦闷而生，表现为少寐，急躁易怒，目赤口苦，大便干结，舌红苔黄，脉弦而数。

痰热内扰：常由饮食不节，暴饮暴食，导致痰热上扰，表现为不寐，头重，胸闷心烦，嗳气吞酸，不思饮食，苔黄腻，脉滑数。

阴虚火旺：多因体虚精亏，纵欲过度，遗精，使肾阴耗竭，心火独亢，表现为心烦不寐，五心烦热，耳鸣健忘，舌红，脉细数。

心脾两虚：由于年迈体虚，劳心伤神或久病大病之后，引起气虚血亏，表现为多梦易醒，头晕目眩，神疲乏力，面黄少华，舌淡苔薄，脉细弱。

心胆气虚：由于突然受惊，或耳闻巨响，目睹异物，或涉险临危，表现为噩梦惊扰，夜寐易醒，胆怯心悸，遇事易惊，舌淡，脉细弦。

家庭药浴法

配方一：

水。

用法：

水加热，备用。在43℃温水中温浴5分钟，在42℃温水中温浴10分钟，在38℃温水中温浴20分钟。

疗程：

每晚1次，每次35分钟。

适应证：

各种类型失眠。

配方二：

生牡蛎30克，磁石20克，青黛10克，菊花、夜交藤、合欢皮各15克。

生牡蛎	磁石	青黛	菊花	夜交藤	合欢皮
30克	20克	10克	15克	15克	15克

用法：

将上药水煎2次，去渣，取汁，加适量开水备用，将药液趁热浴足。

疗程：

每晚浴足15～20分钟后睡觉。

适应证：

肝郁化火失眠。

配方三：

丹参、香附、酸枣仁各40克，益母草、川芎各30克，桂枝、桑枝、丝瓜络各20克。

丹参	香附	酸枣仁	益母草	川芎	桂枝	桑枝	丝瓜络
40克	40克	40克	30克	30克	20克	20克	20克

用法：

将上药煎成100毫升浓缩液，用时先倒入2500～3000毫升温水，再倒入100毫升中药，水温以40～50℃为宜，泡脚，至下肢微微出汗。

疗程：

每次20～30分钟，每天早晚2次。

适应证：

各种类型失眠。

配方四：

米醋500毫升，热水1000毫升。

用法：

醋、水混合，每于睡前，两脚浸于醋水中，用纱布反复擦洗。

疗程：

每晚1次，直至症状减轻。

适应证：

肝郁化火失眠。

医师提示

◎积极进行心理情志调整，克服过度的紧张、兴奋、焦虑、抑郁、惊恐、愤怒等不良情绪。

◎从事适当的体力活动或体育锻炼，增强体质，持之以恒，促进身心健康。

◎养成良好的睡眠习惯，睡前避免从事紧张和兴奋的活动，养成定时就寝的习惯。

◎晚餐要清淡，不宜过饱，更忌浓茶、咖啡及吸烟。

◎注意睡眠环境的安宁，祛除各种影响睡眠的外在因素。

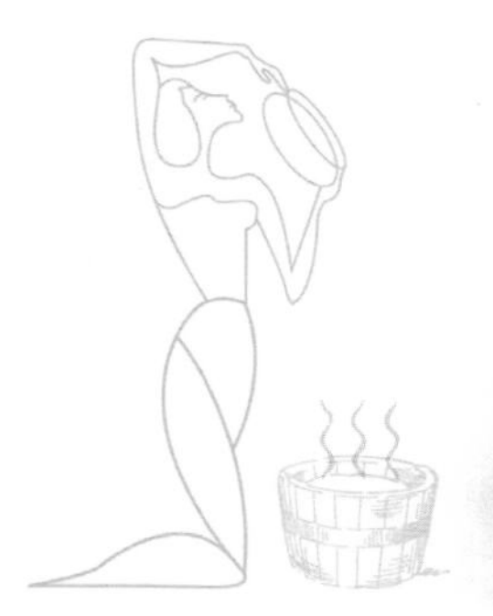
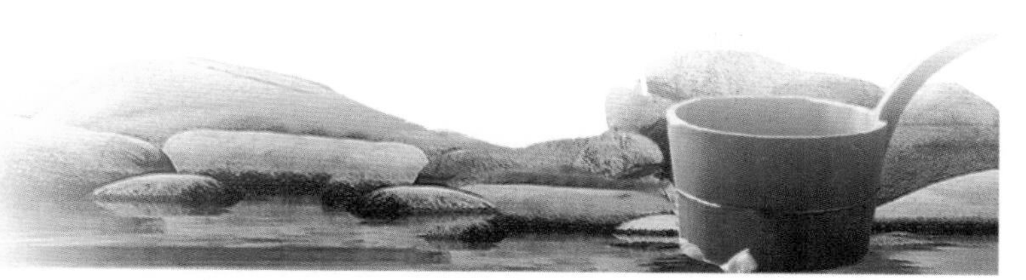

便秘

症状表现

便秘是消化系统疾病的常见症状之一，是指肠道内容物在肠内运行迟缓，排便次数减少，或粪便坚硬，排出困难。

原因

便秘发生的原因归纳起来有饮食不节、情志失调、外邪犯胃、禀赋不足等。

辨证分型

热秘：大便干结，腹胀腹痛，口干口臭，面红心烦，小便短赤。

气秘：大便干结，或不甚干结，欲便不得出，肠鸣矢气，腹中胀痛，胸胁痞满。

冷秘：大便艰涩，腹痛拘急，胀满拒按，手足不温。

气虚秘：大便并不干硬，虽有便意，但排便困难，用力则汗出短气，便后乏力。

血虚秘：大便干结，面色无华，头晕目眩，心悸气短，健忘。

阴虚秘：大便干结如羊屎状，形体消瘦，头晕耳鸣，两颧红赤，心烦少寐，盗汗。

阳虚秘：大便干或不干，排出困难，小便清长，四肢不温，腹中冷痛，或腰膝冷痛。

家庭药浴法

配方一：

槐花30～50克。

槐花

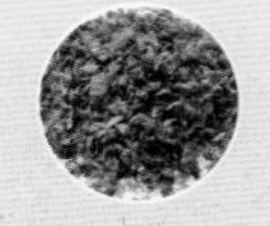

30~50克

用法：

将槐花煎汤，淋洗肛门。

疗程：

每天1次，每次20～30分钟。

适应证：

津液不足型老人虚秘。

配方二：

水3000～4000毫升。

用法：

将水加热至39～42℃，将双足放入热水中，水需漫过脚面，若温度下降及时添加热水至合适温度。同时每天早、晚可在脐周围（如天枢穴）进行自我按摩，每穴100次。

疗程：

每次双足浸泡时间为5～10分钟。

适应证：

各种类型便秘。

配方三：

生姜、艾叶各50克，食盐30克。

生姜	艾叶	食盐
50克	50克	30克

用法：

生姜、艾叶先加水煎煮10分钟，取药液1000毫升，然后将食盐加入药中，待水温时擦洗小腹部，每次20分钟，以皮肤擦红为宜。

疗程：

每日2次，至症状改善。

适应证：

习惯性便秘。

医师提示

◎养成定时排便的习惯（每天2次，每次15分钟），以形成条件反射，建立良好的排便规律。

◎注意排便的环境和姿势，免得抑制便意、破坏排便习惯。

◎避免进食过少或食品过于精细，对结肠运动的刺激减少。

◎及时治疗肛裂、肛周感染、子宫附件炎等疾病，泻药应用要谨慎，不要使用洗肠等强烈刺激方法。

打嗝

症状表现

打嗝又称“呃逆”，是指胃气上逆动膈，气逆上冲，以喉间呃呃连声，声短而频，难以自制为主要临床表现的病证。

原因

打嗝的病因是胃气上逆，引起胃气上逆的原因主要有饮食不当、情志不遂和体虚病后等。

辨证分型

胃中寒冷：呃声沉缓有力，胸膈及胃脘不舒，得热则减，遇寒则甚，口淡不渴，或渴喜热饮。

胃火上逆：呃声洪亮有力，冲逆而出，口臭烦渴，多喜冷饮，津液耗伤，脘腹满闷，大便秘结，小便短赤。

气机郁滞：打嗝连声，抑郁恼怒则发作，情志转舒则稍缓，胸胁满闷，脘腹胀闷，嗳气纳减，肠鸣矢气。

脾胃阳虚：呃声低长无力，气不得续，泛吐清水，脘腹不舒，喜温喜按，面色㿠白，手足不温，食少乏力，大便溏薄。

胃阴不足：呃声短促而不得续，口干舌燥，烦躁不安，不思饮食，或食后饱胀，大便干结。

家庭药浴法

配方一：

丁香、柿蒂、香附、陈皮、吴茱萸、莱菔子各15克。

丁香	柿蒂	香附	陈皮	吴茱萸	莱菔子
15克	15克	15克	15克	15克	15克

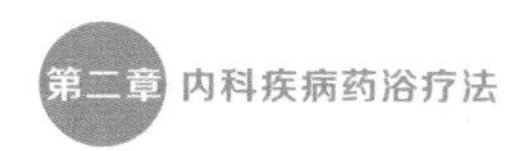

用法：

将上药水煎，取药汁放入盆中，浸泡双足。

疗程：

每次30分钟，每天1次。

适应证：

打嗝。

配方二：

山楂50克，青皮、陈皮各25克，薄荷12克。

山楂	青皮	陈皮	薄荷
50克	25克	25克	12克

用法：

上药用适量清水煎煮半小时，取汁，与2000毫升开水倒入盆中浴足，先熏后洗。

疗程：

早晚各1次。

适应证：

胃火上逆打嗝。

医师提示

◎保持精神舒畅，避免情志过激。

◎饮食宜清淡易消化，忌生冷、辛辣、肥腻之品，避免饥饱无常。

◎适寒温，慎避外邪。

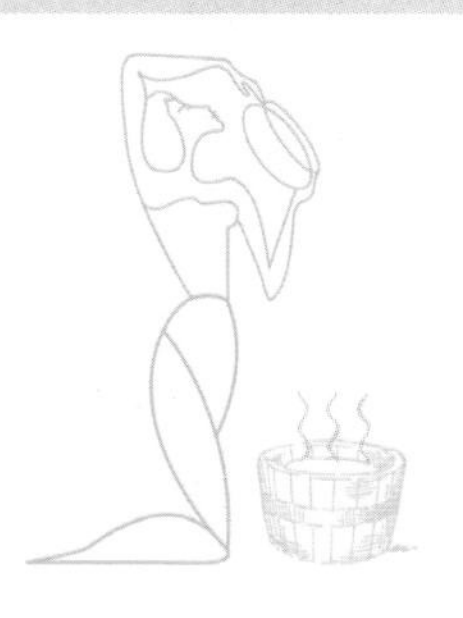

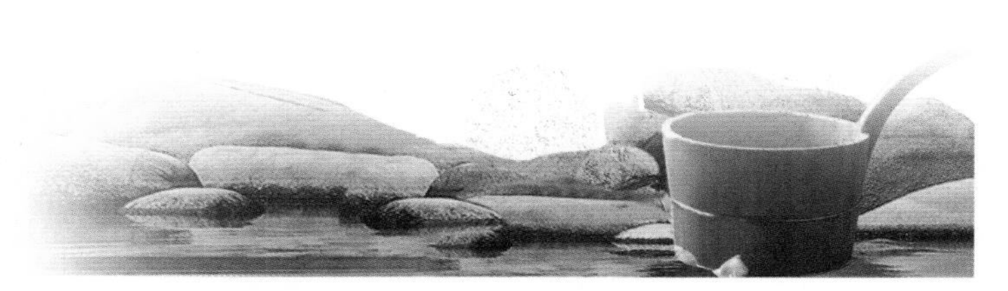

贫血

症状表现

一般表现为疲乏、困倦无力，活动后心悸、气短，头痛、头晕，目眩，耳鸣，注意力不集中，嗜睡，食欲减退，腹胀恶心，皮肤干燥、毛发枯干等，属于中医虚证范畴。

原因

中医认为本病多由于先天禀赋不足，体质不强，后天烦劳过度，损伤五脏，饮食不节损伤脾胃，大病久病，失于调理等原因所致。

辨证分型

心血虚证：心悸怔忡，健忘，失眠，多梦，面色不华。

肝血虚证：头晕，目眩，胁痛，肢体麻木，筋脉拘急，妇女月经不调甚则闭经，面色不华。

家庭药浴法

配方一：

黄芪、当归、川芎各15克，熟地黄20克，肉桂、白术、五味子、茯苓、甘草各15克。

黄芪	当归	川芎	熟地黄	肉桂
15克	15克	15克	20克	15克

白术	五味子	茯苓	甘草	
15克	15克	15克	15克	

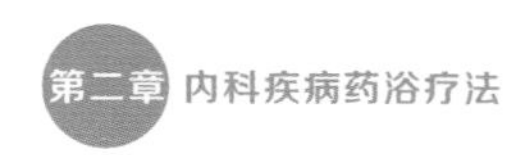

用法：

上药水煎，适温内服，将药渣加清水再煮沸，放入盆中，适温浸泡双足。

疗程：

每次20分钟左右，每天1次，7天为1疗程。

适应证：

轻度贫血。

配方二：

当归、川芎、熟地黄、赤芍、鸡血藤，制首乌各15克。

当归	川芎	熟地黄	赤芍	鸡血藤	制首乌
15克	15克	15克	15克	15克	15克

用法：

上药水煎，适温内服，将药渣加清水再煮沸，放入盆中，适温浸泡双足。

疗程：

每次20分钟左右，每天1次，7天为1疗程。

适应证：

轻度贫血。

医师提示

◎中、重度贫血应采取综合治疗措施，必要时输血。

◎长期贫血必须查明原因，针对病因积极治疗，如缺铁性贫血适当补充铁剂，营养不良性贫血适当补充营养，出血性贫血及时止血等。

胃痛

症状表现

胃痛又称胃脘痛，是指以胃痛为主要症状，多伴有上腹部胀满、嗳气吞酸、饮食不适等表现。

原因

中医学认为胃痛或因嗔怒动肝，肝郁化火，灼伤胃络；或因烦劳过度，脏腑之气损伤；或因触冒风寒，饮食不慎；或因情志恼思而诱发。

辨证分型

寒邪客胃：胃痛暴作，恶寒喜暖，得温则痛减，遇寒加重，口淡不渴，或喜热饮。

饮食伤胃：胃脘疼痛，胀满拒按，嗳腐吞酸，呕吐不消化食物，其味腐臭，吐后痛减，不思饮食，大便不爽。

肝气犯胃：胃脘胀痛，痛连两胁，遇烦恼则痛作或痛甚，嗳气、矢气则舒，脘闷嗳气，善太息，大便不畅。

湿热中阻：胃脘疼痛，痛势急迫，脘闷灼热、嘈杂，口干口苦，口渴不欲饮，纳呆恶心，小便色黄，大便不畅。

瘀血停胃：胃脘疼痛，痛如针刺，或似刀割，痛有定处，按之痛甚，痛时持久，食后或入夜痛甚，或见吐血黑便。

胃阴亏虚：胃脘隐隐灼痛，似饥而不欲食，口干咽燥，或口渴思饮，消瘦乏力，大便干结。

脾胃虚寒：胃痛隐隐，绵绵不休，喜温喜按，空腹痛甚，得食痛减，劳累或受凉后发作或加重，时呕清水，神疲纳少，四肢倦怠乏力，手足不温，大便溏薄，舌淡，脉软弱。

家庭药浴法

配方一：

砂仁、花椒各40克，丁香、降香各10克。

砂仁	花椒	丁香	降香
40克	40克	10克	10克

用法：

将上药水煎，加入适量热水，药浴，要特别多洗胃脘部。药浴完毕用温清水冲洗，再用干毛巾擦干后穿衣。

疗程：

每次15～50分钟，每日2次。

适应证：

各种类型胃痛。

配方二：

艾叶100克。

艾叶
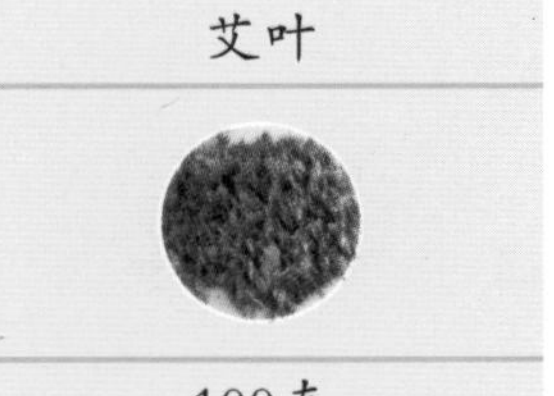
100克

用法：

艾叶加水300毫升，煮沸20分钟左右，待药液温热时，熏洗胃脘部。

疗程：

直到胃痛缓解。

适应证：

胃痛。

配方三：

干姜、肉桂各30克，香附、高良姜各50克。

干姜	肉桂	香附	高良姜
30克	30克	50克	50克

用法：

将上药加清水适量，浸泡半小时后，煎煮2次，分别取药液混匀，待药液温度适宜，将双脚浸入药液中，热浴浸泡。

疗程：

每次约30分钟，冷后再加热，如此每日3次。1剂药可以连续使用2天。

适应证：

各种类型胃痛。

配方四：

鲜生姜25克，香附15克。

鲜生姜	香附
25克	15克

用法：

将生姜捣烂，香附研成细粉，同装密封容器中，冲入沸水，紧闷15分钟。然后用毛巾蘸药液，在胃脘部上下左右轻轻地摩擦20分钟。

疗程：

每日2次，3日为1疗程。

适应证：

肝气犯胃型胃痛。

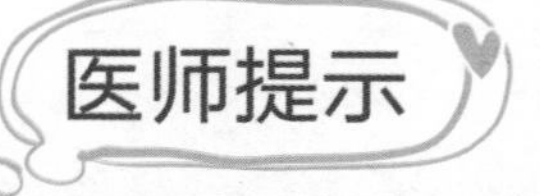

◎养成良好的饮食规律，忌暴饮暴食，饥饱无常。

◎保持精神舒畅，避免精神紧张、恼怒。

◎胃痛发作时进流质或半流质饮食，少食多餐，以清淡易消化食物为主。

◎忌食粗糙多纤维食物，尽量避免进食浓茶、咖啡和辛辣食物，进食宜细嚼慢咽。

糖尿病

症状表现

糖尿病以多饮、多尿、多食、消瘦或尿中有甜味为临床表现，属于中医的消渴病范畴。中医将消渴分为上中下三消，一般以肺燥为主，多饮症状较突出者，称为上消；以胃热为主，多食症状较突出者，称为中消；以肾虚为主，多尿症状较突出者，称为下消。

原因

中医认为，糖尿病是由于先天禀赋不足，复因情志失调、饮食不节等原因所导致。

辨证分型

肺热津伤（上消）：口渴多饮，口舌干燥，尿频量多，烦热多汗，舌边尖红，苔薄黄，脉洪数。

胃热炽盛（中消）：多食易饥，口渴，尿多，形体消瘦，大便干燥，苔黄，脉滑实有力。

气阴亏虚（中消）：口渴引饮，多食与便溏并见，或饮食减少，脉弱。

肾阴亏虚（下消）：尿频量多，混浊如脂膏，或尿甜，腰膝酸软，乏力，头晕耳鸣，口干唇燥，皮肤干燥、瘙痒，舌红苔少，脉细数。

家庭药浴法

配方一：

紫丹参、忍冬藤、生黄芪各30克，乳香、没药各15克，薄荷6克。

紫丹参	忍冬藤	生黄芪	乳香	没药	薄荷
30克	30克	30克	15克	15克	6克

用法：

将上药放入砂锅中，加水3000毫升，先浸泡40分钟，用文火煮沸后煎30分钟，留取药渣。将药汁倒入木桶内待温度降至40℃左右时，双足放入药液中浸泡，药液可浸泡至膝部，每次浸泡30～40分钟，若药温降低时，可稍加热水维持温度恒定。

疗程：

每日浸泡2次，每剂药可浸泡2次（第2次浸泡时将原保留的药渣加水煮沸后取汁使用即可）。

适应证：

胃热炽盛糖尿病。

配方二：

透骨草、元胡各15克，吴茱萸、地肤子各20克，威灵仙15克，川椒30克，乳香20克，赤芍30克，木瓜50克，红花15克，鸡血藤、生地黄各20克。

透骨草	元胡	吴茱萸	地肤子	威灵仙	川椒
15克	15克	20克	20克	15克	30克

乳香	赤芍	木瓜	红花	鸡血藤	生地黄
20克	30克	50克	15克	20克	20克

用法：

上药加水5000毫升，煮15分钟，凉至45℃，浸泡患足。

疗程：

每日1～2次，每次30分钟，20天为1疗程，连用2疗程。

适应证：

糖尿病性足，症见肢体末端疼痛、麻木、感染、溃疡等。

配方三：

绿豆、滑石、白芷、白附子各6克。

绿豆	滑石	白芷	白附子
6克	6克	6克	6克

用法：

将上药共研为细末，每日取10克左右，加热水100毫升，待温度适宜后洗浴局部。

疗程：

每10天为1疗程，可以连续应用。

适应证：

适用于糖尿病皮肤瘙痒、溢脂、粗糙皲裂等。

配方四：

防风、益母草、苦参各90克，白蒺藜150克，荆芥穗、蔓荆子、枳壳各60克。

防风	益母草	苦参	白蒺藜	荆芥穗	蔓荆子	枳壳
90克	90克	90克	150克	60克	60克	60克

用法：

将上药捣碎过筛备用，每次取90克，加水3000毫升，煎煮20分钟后，去渣，待药液温度适宜时浸洗患处或淋浴全身。

疗程：

每天1次，7天为1个疗程。

适应证：

糖尿病引起的皮肤瘙痒、干燥。

医师提示

◎在保证机体合理需要的情况下，应限制油脂、糖类的摄入。

◎饮食宜以适量米、麦、杂粮，配以蔬菜、豆类、瘦肉、鸡蛋等，定时定量进餐。

◎保持情志平和，制定并实施有规律的生活起居制度。

◎戒烟酒、浓茶及咖啡等。

胃胀气

症状表现

胃胀气属于中医“痞满”范畴，是指自觉胃脘部胀满，以触之无形、按之柔软、压之无痛为主要表现的病症。

原因

本病是由于感受外邪、内伤饮食、情志失调等原因造成中焦气机不利，脾胃升降失职而发病。

辨证分型

饮食内停：脘腹痞闷而胀，进食尤甚，拒按，嗳腐吞酸，恶食呕吐，大便不调，矢气频作，臭如败卵，舌苔厚腻，脉滑。

痰湿中阻：脘腹痞塞不舒，胸膈满闷，头晕目眩，身重困倦，呕恶纳呆，口淡不渴，小便不利，舌苔白厚腻，脉沉滑。

湿热阻胃：脘腹痞闷，或嘈杂不舒，恶心呕吐，口干不欲饮，口苦，舌红苔黄腻，脉滑数。

肝胃不和：脘腹痞闷，胸胁胀满，心烦易怒，善太息，呕恶嗳气，呕吐苦水，大便不爽，舌质淡红，苔薄白，脉弦。

脾胃虚弱：脘腹满闷，时轻时重，喜温喜按，纳呆便溏，神疲乏力，少气懒言，语声低微，舌质淡，苔薄白，脉细弱。

胃阴不足：脘腹痞闷，嘈杂，饥不欲食，恶心嗳气，口燥咽干，大便秘结，舌红少苔，脉细数。

家庭药浴法

配方一：

陈皮、苍术各15克，厚朴10克，莱菔子15克，藿香10克。

陈皮	苍术	厚朴	莱菔子	藿香
15克	15克	10克	15克	10克

用法：

将上药水煎，取药汁放入盆中，浸泡双足。

疗程：

每次30分钟，每天1次。

适应证：

各种类型胃胀气。

配方二：

黄芪、党参、白术、木香、枳壳、厚朴各10克。

黄芪	党参	白术	木香	枳壳	厚朴
10克	10克	10克	10克	10克	10克

用法：

将上药水煎，取药汁放入盆中，浸泡双足。

疗程：

每次30分钟，每天1次。

适应证：

胃胀气反复发作。

医师提示

◎节制饮食，勿暴饮暴食。饮食应清淡，忌肥甘厚味、辛辣醇酒以及生冷之品。

◎注意精神调摄，保持乐观开朗、心情舒畅。

◎慎起居，适寒温，防六淫，注意腹部保暖。

◎适当参加体育锻炼，增强体质。

高脂血症

症状表现

高脂血症是指血中脂类，如游离胆固醇、胆固醇酯、甘油三酯的浓度升高。高脂血症是影响人类健康的常见病，是导致动脉粥样硬化性心脏病、肾小球动脉硬化症的危险因素之一。本病属中医的“痰症”“痰瘀”范畴。

原因

本病多由于先天禀赋因素以及后天饮食不节，过食肥甘厚味或劳逸失调所致。

家庭药浴法

配方一：

冬瓜皮200克，何首乌50克，槐角30克。

冬瓜皮	何首乌	槐角
200克	50克	30克

用法：

将冬瓜皮、何首乌、槐角加清水浸泡。中药锅添入适量清水，放入药材，煎煮30分钟，去渣取汁。浴足盆中倒入2000毫升开水，加入药汁，待温度适宜时泡洗双脚。

疗程：

每次30～40分钟，10天为1疗程。

适应证：

高脂血症。

配方二：

丹参、山楂、红曲、草决明各10克。

丹参	山楂	红曲	草决明
10克	10克	10克	10克

用法：

上药加水适量，煮15分钟，凉至45℃，浸泡患足。

疗程：

每次30～40分钟，10天为1疗程。

适应证：

高脂血症。

配方三：

人参6克，山楂50克，泽泻100克，丹参50克，虎杖50克，玫瑰花30克。

人参	山楂	泽泻	丹参	虎杖	玫瑰花
6克	50克	100克	50克	50克	30克

用法：

上述药制成散剂，投入沸水中，待温度适宜时，浸浴30分钟左右。

疗程：

每日1次，30天为1疗程。

适应证：

高脂血症。

配方四：

荷叶、泽兰叶各500克，藿香叶、山楂叶各50克，茶叶、玫瑰花各30克。

荷叶	泽兰叶	藿香叶	山楂叶	茶叶	玫瑰花
500克	500克	50克	50克	30克	30克

用法：

水煎取汁，倒入浴盆中，每日1次，每次浸浴30分钟。

疗程：

30日为1疗程。

适应证：

高脂血症。

医师提示

◎养成良好的饮食习惯，注意定时定量，控制体重。

◎积极进行体育锻炼。

◎戒烟，吸烟可升高血浆胆固醇和甘油三酯水平。

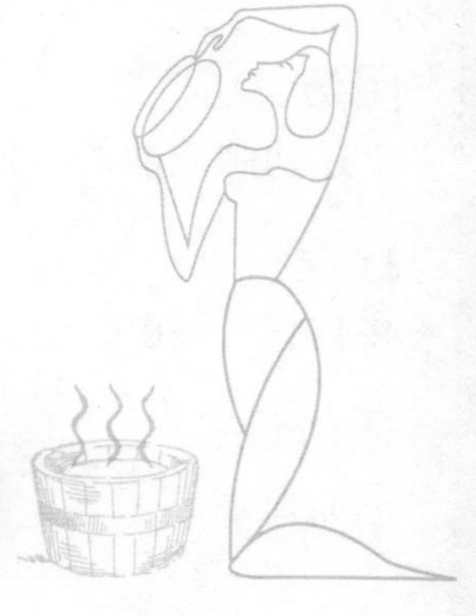

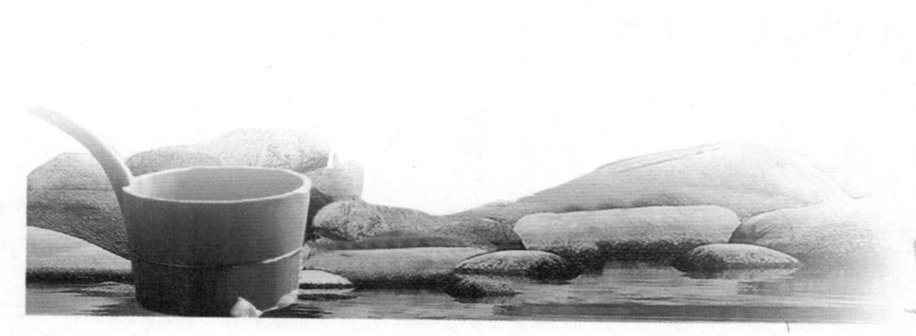

高血压

症状表现

高血压是指患者收缩压和（或）舒张压超过正常范围（收缩压＞135毫米汞柱，舒张压＞90毫米汞柱），主要表现为头痛并伴有恶心、呕吐等症状，另外还可有眩晕、耳鸣、心悸气短、失眠、肢体麻木等。

原因

本病的病因主要表现有情志、饮食、体虚年高等方面。

辨证分型

肝阳上亢：眩晕，耳鸣，头目胀痛，口苦，失眠多梦，遇烦劳郁怒则加重，甚则仆倒，颜面潮红，急躁易怒，肢麻震颤。

阴虚风动：平素头晕耳鸣，腰酸，突然发生口眼㖞斜，言语不清，手活动不利，甚或半身不遂，舌质红，苔腻。

家庭药浴法

配方一：

夏枯草30克，钩藤20克，桑叶15克，菊花20克。

夏枯草	钩藤	桑叶	菊花
30克	20克	15克	20克

用法：

将所备药物共煎，洗足，每日1～2次，每次10～15分钟。

疗程：

10～15天为1疗程。

适应证：

肝阳上亢高血压。

配方二：

罗布麻、牡蛎、夜交藤、钩藤各60克。

罗布麻	牡蛎	夜交藤	钩藤
60克	60克	60克	60克

用法：

上药布袋包好，浸泡2～3小时，煎煮，将煎好的药液倒入浴盆中，洗浴。

疗程：

每日1～2次，每次15～30分钟，水温以42～48℃为宜。

适应证：

各型高血压。

配方三：

桑寄生、怀牛膝、茺蔚子、桑叶、菊花各10克，钩藤、明矾各30克，桑枝20克。

桑寄生	怀牛膝	茺蔚子	桑叶
10克	10克	10克	10克

菊花	钩藤	明矾	桑枝
10克	30克	30克	20克

用法：

上药装入布袋，加水4000毫升煎煮取药液，先熏脚，然后温洗双足。

疗程：

每日1次，1剂可用2～3次，1周为1疗程，连续4个疗程，血压稳定后可改为2～3日熏泡脚1次。

适应证：

益肝阴，降血压。

配方四：

桑叶、桑枝各30克，芹菜50克。

桑叶	桑枝	芹菜
30克	30克	50克

用法：

上药水煎，将煎好的药液倒入盆中，足浴。

疗程：

每日1次，发作时每日2次，每次15～30分钟，每剂可用2～3次。

适应证：

各型高血压。

医师提示

◎减少钠盐摄入，每日摄入量应少于6克，并增加食物中钾盐的摄入量。

◎适当降低体重，减少体内脂肪含量。

◎不吸烟，同时避免被动吸烟，否则可能导致血管内皮损害，增加高血压患者发生动脉粥样硬化性疾病的风险。

◎限制饮酒可降低高血压的发病风险。

◎减轻精神压力，保持心理平衡。

低血压

症状表现

低血压是指体循环动脉压力低于正常范围。低血压的诊断尚无统一标准，一般认为成年人上肢动脉血压低于12/8 千帕（90/60毫米汞柱）即为低血压。轻者可无任何症状，重者出现精神疲惫、头晕、头痛，甚至昏厥。属于中医气虚、阳虚范畴。

原因

中医认为本病多由于先天禀赋不足，后天失养所致。

辨证分型

心阳不振：头晕健忘，精神萎靡，神疲嗜睡，面色苍白，四肢乏力，手足发凉，舌质淡、舌体胖嫩，脉沉细或缓而无力。

中气不足：头晕，气短，自汗，四肢酸软，食欲不振，舌淡、苔白，脉缓无力。

心肾阳虚：头晕耳鸣，心悸怔忡，腰膝酸软，汗出肢冷，手足发凉，性欲减退，夜尿多，舌质淡、苔薄白，脉沉细。

阳气虚脱：头晕，面色苍白，恶心呕吐，汗出肢冷，步态不稳，不能站立，神志恍惚，甚则晕厥，舌质淡，脉沉细无力。

家庭药浴法

配方一：

黄芪、肉桂各20克，干姜15克，附子10克，仙茅、丹参各 15克。

黄芪	肉桂	干姜	附子	仙茅	丹参
20克	20克	15克	10克	15克	15克

用法：

将上药水煎，取药汁放入盆中，温度适宜时泡脚。

疗程：

每次20分钟，每天1次，7天为1疗程。

适应证：

低血压。

配方二：

桂枝、麦冬、五味子、白术、当归各15克。

桂枝	麦冬	五味子	白术	当归
15克	15克	15克	15克	15克

用法：

将上药水煎，取药汁放入盆中，温度适宜时泡脚。

疗程：

每次20分钟，每天1次，7天为1疗程。

适应证：

低血压。

医师提示

◎适当锻炼，尤其老年人要根据环境条件和身体情况选择合适的运动项目，如太极拳、散步、健身操等。

◎生活要有规律，保持良好的精神状态，防止过度疲劳，因为过度疲劳会使血压降得更低。

◎每日清晨可饮些淡盐开水，或吃稍咸的饮食以增加饮水量，较多的水分进入血液可增加血容量，从而升高血压。

心慌惊悸

症状表现

心慌惊悸是病人自觉心中悸动，惊惕不安，甚则不能自主的一种病症。临床一般呈反复发作，每因情志波动或劳累而发作，且常伴胸闷、气短、失眠、健忘、眩晕、耳鸣等症。

原因

中医认为本病的主要原因有体虚劳倦，七情所伤，感受外邪和药食不当，种种原因导致心失所养，心神不安而发病。

辨证分型

心虚胆怯：善惊易恐，坐卧不安，如恐人将捕之，多梦易醒，恶闻声响，食少纳呆。

心血不足：失眠多梦，面色无华，头晕目眩，纳呆食少，倦怠乏力，腹胀便溏。

阴虚火旺：心悸易惊，心烦失眠，头晕目眩，耳鸣，口燥咽干，五心烦热，盗汗，急躁易怒。

心阳不振：心悸不安，胸闷气短，动则尤甚，形寒肢冷，面色苍白。

水饮凌心：心悸，眩晕，胸闷痞满，恶心呕吐，流涎，渴不欲饮，小便短少，下肢浮肿，形寒肢冷。

瘀阻心脉：心悸不安，胸闷不舒，心痛时作，痛如针刺，唇甲青紫。

痰火扰心：心悸时作时止，受惊易作，烦躁不安，失眠多梦，痰多、胸闷、食少、泛恶，口干口苦，大便秘结，小便短赤。

家庭药浴法

配方一：

红花、麻黄、桂枝、泽兰各10克。

红花	麻黄	桂枝	泽兰
10克	10克	10克	10克

用法：

上药水煎，取汁放入浴盆中，待药温时足浴，每日2次，每次10～30分钟。

疗程：

每日1剂，连续3～5天。

适应证：

心悸不安。

配方二：

当归100克，元胡50克，川芎160克，丹参150克，黄芪200克，冰片、桂枝、桃仁、红花、赤芍、炙甘草各80克。

当归	元胡	川芎	丹参	黄芪	冰片
100克	50克	160克	150克	200克	80克

桂枝	桃仁	红花	赤芍	炙甘草	
80克	80克	80克	80克	80克	

用法：

将上述药物加水煮至1000毫升，密封备用。使用时每100升水加入药液30毫升，全身浸浴。

疗程：

每天1次，每次20分钟，14次为1疗程。

适应证：

心悸不安。

医师提示

◎调摄情志，经常保持心情愉快，精神乐观，情绪稳定。

◎节制饮食，宜营养丰富而易消化，低脂、低盐饮食。

◎慎起居，生活规律，注意寒温交错，防止外邪侵袭。注意劳逸结合，避免剧烈活动及体力劳动，重症卧床休息。

消化不良

症状表现

消化不良的症状主要有上腹痛、上腹胀、早饱、嗳气、食欲不振、恶心、呕吐等。

原因

中医认为本病主要因为脾胃功能失调所致，多由先天禀赋不足，久病失养，忧思恼怒等引起。

辨证分型

脾胃气虚：面色萎黄，神疲乏力，大便多不成形或夹有不消化食物。

脾胃不和：面色少华，大便偏干，苔、脉无特殊变化。

胃阴不足：面色萎黄，口干，多饮，甚至每食必饮，烦热不安，便干溲赤。

肝旺脾虚：好动多啼，性躁易怒，睡眠中咬齿磨牙，便溏溲少，舌光，苔净。

家庭药浴法

配方一：

陈皮、神曲、茯苓各15克，半夏10克，山楂、莱菔子各15克。

陈皮	神曲	茯苓	半夏	山楂	莱菔子
15克	15克	15克	10克	15克	15克

用法：

将上药水煎，适温放入盆中，浸泡双足。

疗程：
每次20分钟，每天1次。

适应证：
功能性消化不良。

配方二：
陈皮、枳壳各15克，青皮10克，山楂15克。

陈皮	枳壳	青皮	山楂
15克	15克	10克	15克

用法：
将上药水煎，适温放入盆中，浸泡双足。

疗程：
每次20分钟，每天1次。

适应证：
功能性消化不良。

医师提示

◎养成良好的生活习惯，少吃多餐，每餐只吃七分饱。早上要吃好，中午要吃饱，晚上要吃少，忌暴饮暴食。

◎改变饮食习惯，按时就餐，坐着吃饭，不要站立或蹲着就餐。

◎禁忌辛辣、油炸、烟熏和烧烤等食物，不吃过酸、过冷等刺激性强的食物，不饮酒，少饮浓茶、咖啡等。多吃素菜和粗纤维食品，如芹菜、香菇等。

慢性肾炎

症状表现

本病临床表现呈多样性，蛋白尿、血尿、高血压、水肿为其基本临床表现，可有不同程度的肾功能减退。病情时轻时重、迁延，渐进性发展为慢性肾衰竭。血压可正常或轻度升高。属于中医的“水肿”范畴。

原因

中医认为引起本病的原因有风邪袭表、疮毒内犯、外感水湿、饮食不节、禀赋不足，以及久病劳倦。

辨证分型

水湿浸渍：全身水肿，下肢明显，按之没指，小便短少，身体困重，胸闷，纳呆，泛恶，苔白腻脉沉缓，起病缓慢，病程较长。

肾阳衰微：水肿反复消长不已，面浮身肿，腰以下甚，按之凹陷不起，尿量减少或反多，腰酸冷，四肢厥冷，怯寒神疲，面色晄白，甚者心悸胸闷，喘促难卧，腹大胀满。

家庭药浴法

配方一：

鲜浮萍草适量。

浮萍草

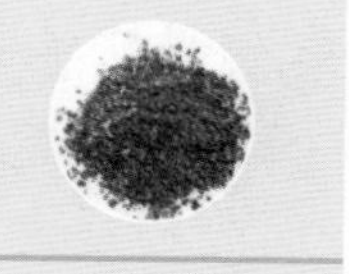

适量

用法：

将上药水煎，药液倒入足浴盆中，浴足及全身洗浴。

疗程：

每天1次，每次30分钟。

适应证：

风水泛溢，症见水肿起于眼睑，继则四肢全身皆肿。

配方二：

麻黄、羌活、苍术、柴胡、苏梗、荆芥、防风、大力子、冬藤、柳枝各适量。

麻黄	羌活	苍术	柴胡	苏梗
适量	适量	适量	适量	适量

荆芥	防风	大力子	冬藤	柳枝
适量	适量	适量	适量	适量

用法：

将上药水煎，取药汁，待水温40℃左右时，浸泡双足。

疗程：

每次15～20分钟。每剂可用2日，10日为1疗程，连续治疗3～4疗程。

适应证：

慢性肾炎，水肿。

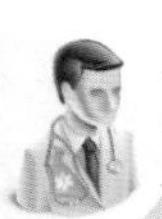

医师提示

◎避免过度劳累、精神压力大。

◎谨防细菌或病毒感染。

◎注意饮食营养，肾炎患者要避免高蛋白饮食，多吃新鲜的瓜果和天然食品，以品种多样、搭配合理、清淡可口为原则。

慢性疲劳综合征

症状表现

本病是以疲劳感为主的症候群，其主要临床表现包括：身体长期极度疲劳和头痛，同时伴有微热、咽痛、淋巴结肿大、肌肉酸痛、关节疼痛、抑郁或烦躁、睡眠异常、多梦、记忆力下降、注意力难集中等症状。

原因

中医认为本病是由于阴阳失调、五脏失和而引起。

家庭药浴法

配方一：

桑叶30克，桑枝、桑寄生、松枝各50克，桂枝20克，徐长卿100克。

桑叶	桑枝	桑寄生	松枝	桂枝	徐长卿
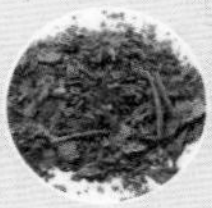	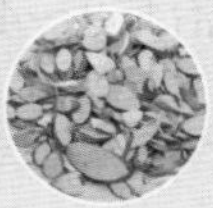	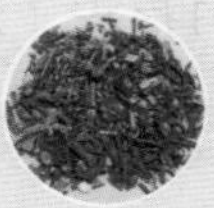	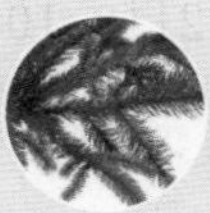	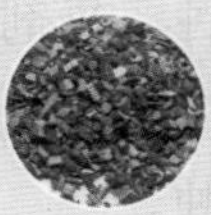	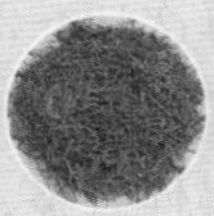
30克	50克	50克	50克	20克	100克

用法：

将所有药材一起粉碎，每次取适量药粉，加水2000毫升煮开，倒入浴盆中，加入适量热水，降至合适温度时，足浴、泡浴皆可。

疗程：

每次20～30分钟。

适应证：

疲劳。

配方二：

鲜薄荷叶200克或干薄荷叶50克。

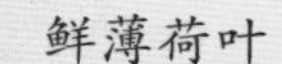

鲜薄荷叶	干薄荷叶
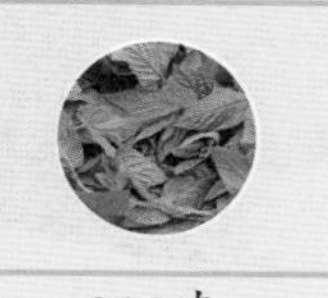	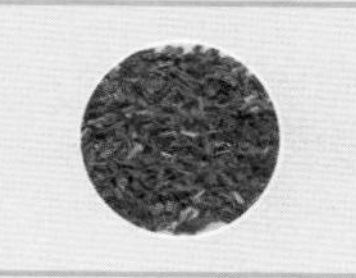
200克	50克

用法：
将上药放入盆内，沐浴。

疗程：
每次20～30分钟。

适应证：
疲劳。

配方三：
松树叶、柏树叶各适量。

松树叶	柏树叶
适量	适量

用法：
将上药水煎，取药液放入盆内，沐浴。

疗程：
每次20～30分钟。

适应证：
慢性疲劳综合征。

医师提示

◎多吃新鲜蔬菜，补充维生素和矿物质，增强免疫系统的功能，加快机体康复。

◎保持情绪乐观，避免精神刺激。

◎日常生活要有规律，勿过于劳累。

◎参加适当的体育锻炼和各种娱乐活动。

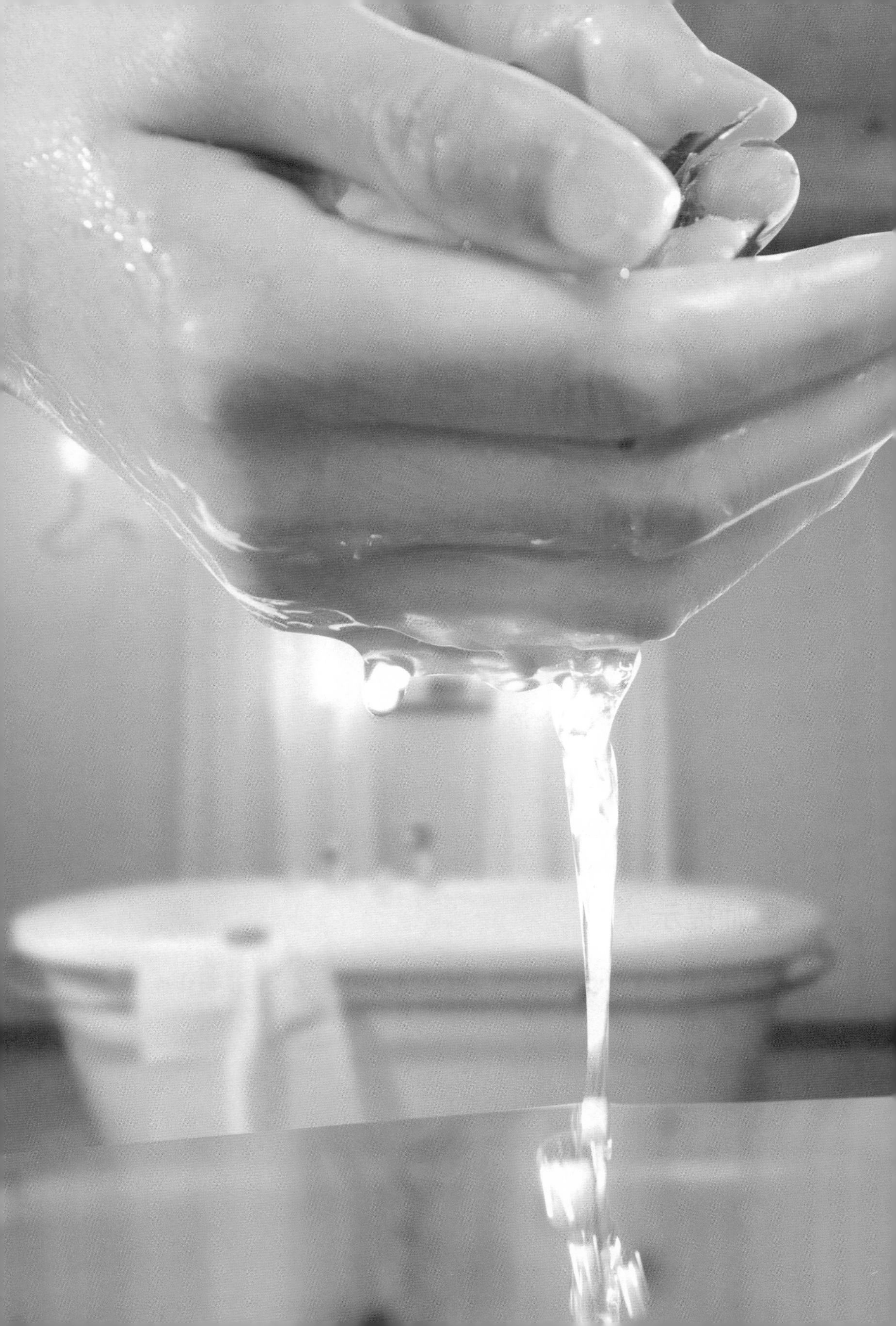

外科疾病药浴疗法

◎痔疮
◎冻疮
◎落枕
◎颈椎病
◎肩周炎
◎膝关节痛
◎急性腰扭伤
◎慢性腰肌劳损
◎风湿性关节炎

痔疮

症状表现

该病主要表现为便血，便血的性质可为无痛、间歇性、便后鲜血，便时滴血或手纸上带血，便秘、饮酒或进食刺激性食物后加重。单纯性内痔无疼痛仅坠胀感，可出血，发展至脱垂，合并血栓形成、嵌顿、感染时才出现疼痛。外痔平时无特殊症状，发生血栓及炎症时可有肿胀、疼痛。

原因

痔疮是人体直肠末端黏膜下和肛管皮肤下静脉丛发生扩张和屈曲所形成的柔软静脉团，多见于经常站立者和久坐者，痔疮包括内痔、外痔、混合痔。中医认为痔疮的发病原因主要是由于人体阴阳失调，加之外感、内伤、六淫、七情等因素所致。

辨证分型

气滞血瘀：肛内有肿物脱出，肛管紧缩，坠胀疼痛，甚或卡顿，肛缘水肿，触痛明显，大便带血。

湿热瘀滞：便血鲜红，便时肛内有肿物脱出，可自行还纳，肛门坠胀或灼热疼痛，腹胀纳呆。

脾虚气陷：便时肛内有肿物脱出，不能自行还纳，便血色淡，肛门下坠，少气懒言，面色少华，纳少便溏。

家庭药浴法

配方一：

五倍子、朴硝、桑寄生、莲房、荆芥各30克。

五倍子	朴硝	桑寄生	莲房	荆芥
30克	30克	30克	30克	30克

用法：

煎汤熏洗患处，先熏后洗，或用毛巾蘸药汁趁热敷患处，冷则更换。

疗程：

每天1次，每次20分钟。

适应证：

方中药物合用有消肿止痛、收敛止血功效，可改善痔疮、脱肛等症。

配方二：

芒硝、金银花、蒲公英、马齿苋、苦参各30克，大黄15克。

芒硝	金银花	蒲公英	马齿苋	苦参	大黄
30克	30克	30克	30克	30克	15克

用法：

将上述药物加适量水，文火煎煮约30分钟，过滤去渣，趁热先熏后洗。

疗程：

每日1～2次，每次约20分钟。

适应证：

适合炎性外痔、混合痔及内痔嵌顿疼痛明显者。

医师提示

◎饮食宜清淡，少食辛辣、煎炒、油炸、烈酒等不消化和刺激性食物；多食水果、蔬菜和高纤维食物。

◎养成良好的排便习惯：每天定时大便，以5分钟左右为宜。

◎保持肛门周围清洁，常做提肛运动。

◎每天早上起来的时候喝一杯温盐水或凉白开水。

◎适当进行体育锻炼，避免久坐久立。

冻疮

症状表现

局部性冻疮，轻者受冻部位皮肤先苍白，继而红肿，或有硬结、斑块，边缘色红，中央青紫，自觉灼痛、麻木，暖热时自觉灼热、痒痛。重者则有大小不等的水泡或肿块，皮肤淡白或暗红，或转紫色，疼痛剧烈或感觉消失。

全身性冻伤者病情较重，以体温下降、四肢僵硬，甚则阳气亡绝而死亡为主要特征。

原因

多由于外界寒冷所致。

家庭药浴法

配方一：

芫花、甘草各10克。

芫花	甘草
10克	10克

用法：

取上药加水2000毫升，煎取药液1000毫升，晾温后洗浴好发部位。

疗程：

每剂可洗3～5次，5日为1疗程。

适应证：

各种冻疮。

配方二：

桂枝、干姜各15克，附子10克。

桂枝	干姜	附子
15克	15克	10克

用法：

将上药水煎，取药液放入盆内，浸泡双足。

疗程：

每次8～10分钟，每日3次。

适应证：

各种冻疮。

医师提示

◎加强锻炼，促进血液循环，提高机体对寒冷的适应能力。

◎注意防冻、保暖，防止潮湿，受冻后不宜立即用热水浸泡或取火烘烤。

◎对反复发作冻疮者，可在入冬前用亚红斑量的紫外线或红外线照射局部皮肤，以促进局部血液循环。

◎伴有其他相关性疾病时应积极治疗。

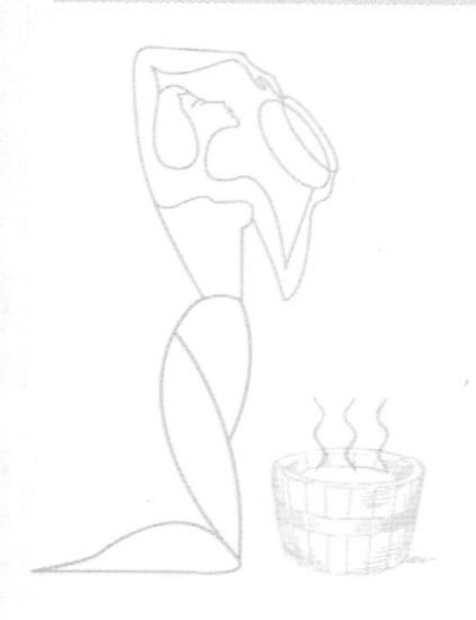

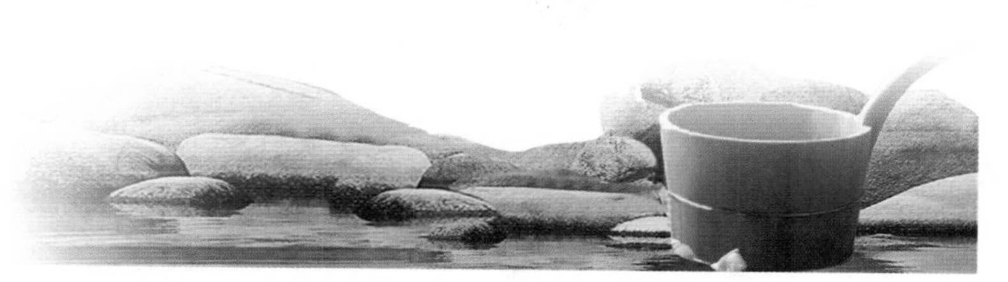

落枕

症状表现

落枕又称失枕，是颈部常见的软组织损伤之一。多因睡眠时枕头过高、过低或过硬，或睡姿不良，头颈过度偏转，使颈部肌肉长时间受到牵拉，处于过度紧张状态而发生静力性损伤的肢体痹病类疾病。主要表现为颈项疼痛、酸胀、活动不利。

》原因

中医认为，此病乃因平常缺乏筋骨煅炼，身体衰弱，气血不足，循环不畅，舒缩活动失调，或因严冬受寒或盛夏贪凉，风寒外袭，致经络不舒，肌筋气血凝滞而痹阻不通，僵硬疼痛而发生。

家庭药浴法

配方一：

伸筋草、海桐皮、秦艽、当归、独活、钩藤各9克，红花、乳香、没药各6克。

伸筋草	海桐皮	秦艽	当归	独活
9克	9克	9克	9克	9克

钩藤	红花	乳香	没药	
9克	6克	6克	6克	

用法：

将药物水煎，趁温热熏洗患处。

疗程：

每次20～30分钟，每日2次。

适应证：

落枕。

配方二：

骨碎补、防风、伸筋草、凤眼草各15克，当归、川椒、红花、艾叶各10克。

骨碎补	防风	伸筋草	凤眼草
15克	15克	15克	15克

当归	川椒	红花	艾叶
10克	10克	10克	10克

用法：

将药物水煎，趁温热熏洗患处。

疗程：

每次20～30分钟，每日2次。

适应证：

落枕。

医师提示

◎一般落枕经1～2次治疗即可治愈。

◎注意颈项部保暖，避风寒。

◎枕头要富有弹性，高度以侧卧位时头部与身体能平直为佳。

◎发生落枕后，不要惊慌，若感觉症状严重，应该就近就医，以免处理不当伤及颈椎关节。

颈椎病

症状表现

颈椎病又称颈椎综合征，是由于颈椎发生退行性改变，产生颈肩部疼痛，或伴有头痛、肢体麻痹等症状的病变，是颈椎骨关节炎、增生性颈椎炎、颈神经根综合征、颈椎间盘脱出症的总称。主要症状是头颈手臂酸痛，脖子僵硬；有的伴有头晕，恶心呕吐，或一侧面部发热，出汗异常；有的上肢无力，手指发麻，手握物无力，有时不自觉地握物落地等。

原因

本病可由外伤导致，也可由椎间盘退变导致的软骨板骨化、纤维化等增生压迫神经、血管而产生症状。

辨证分型

风寒痹阻：肩臂酸楚，颈部活动受限，甚则手臂麻木发冷，遇寒加重。

劳伤血瘀：有外伤史，颈肩臂酸痛，手指麻木，劳累后加重，项部活动不利。

肝肾亏虚：颈项、肩臂疼痛，四肢麻木乏力，伴头晕眼花，耳鸣，腰膝酸软。

家庭药浴法

配方一：

伸筋草、五加皮、乳香、没药各12克，秦艽、当归、红花、土鳖虫、路路通、桑叶、桂枝、骨碎补、川乌、草乌各9克。

伸筋草	五加皮	乳香	没药	秦艽
12克	12克	12克	12克	9克

当归	红花	土鳖虫	路路通	桑叶
9克	9克	9克	9克	9克

桂枝	骨碎补	川乌	草乌	
9克	9克	9克	9克	

用法：
将上述药物加水煎煮20分钟，过滤取药液，温浴患部。

疗程：
每日1次，每次20分钟，7次为1疗程。

适应证：
各型颈椎病。

配方二：
独活、秦艽、防风、艾叶、透骨草、刘寄奴、苏木、赤芍、红花、甲珠、灵仙、乌梅、木瓜各9克。

独活	秦艽	防风	艾叶
9克	9克	9克	9克

透骨草	刘寄奴	苏木	赤芍
9克	9克	9克	9克

红花	甲珠	灵仙	乌梅	木瓜
9克	9克	9克	9克	9克

用法：

将上述药物水煎，趁热熏洗患处。

疗程：

每次30～40分钟，每天2～3次，10天为1疗程。

适应证：

气滞血瘀及风寒湿痹型颈椎病。

医师提示

◎长期伏案或低头工作者，要注意颈部保健。

◎工作1～2小时后要活动颈部，或自我按摩局部，放松颈部肌肉。

◎落枕会加重颈椎病病情，故平时应注意正确的睡眠姿势，枕头高低要适中，枕于颈项部。

◎注意颈部保暖，避免风寒之邪侵袭。

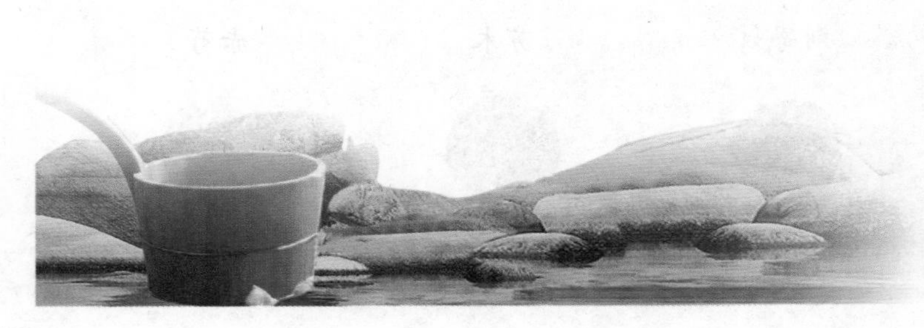

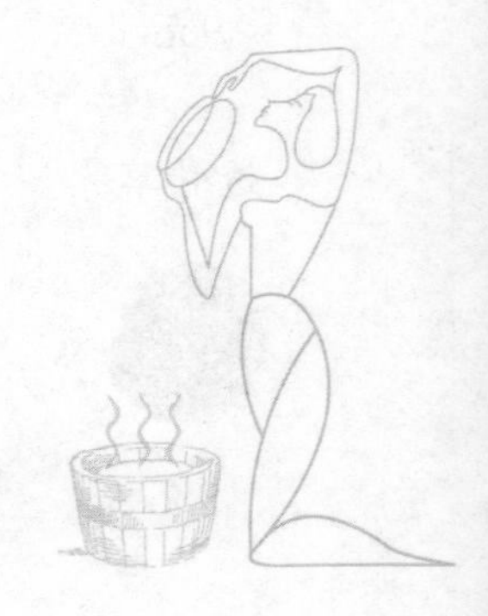

肩周炎

症状表现

肩关节周围炎简称肩周炎，泛指肩关节周围软组织（含关节囊、滑液囊、肌肉、肌腱、腱鞘、韧带等）的无菌性炎症或退行性的炎症性病症。

以肩部长期固定疼痛、活动受限为特征，好发于50岁左右女性的右肩，故又称“五十肩”。

原因

中医学认为本病属于 “肩痹”“冻结肩”“漏肩风”的范畴，是由于长期劳损和气血不足，再加上风寒湿外邪的侵袭，血不养筋、筋脉拘急废用所致。

家庭药浴法

配方一：

海桐皮、透骨草、乳香、没药、当归各6克，花椒10克，川芎、红花、威灵仙、甘草、防风、白芷各3克。

海桐皮	透骨草	乳香	没药	当归	花椒
6克	6克	6克	6克	6克	10克

川芎	红花	威灵仙	甘草	防风	白芷
3克	3克	3克	3克	3克	3克

用法：

将所有药材煎汤熏洗，再用毛巾蘸药液局部热敷。

疗程：

每天1次，每次20～30分钟。

适应证：

各型肩周炎的急性期疼痛、触痛敏感，肩关节活动障碍者。

配方二：

伸筋草、透骨草、鸡血藤各30克，红花、苏木、川乌、草乌、川椒、麻黄、地龙各10克，当归、威灵仙各20克，桂枝15克。

伸筋草	透骨草	鸡血藤	红花	苏木	川乌	草乌
30克	30克	30克	12克	10克	10克	10克

川椒	麻黄	地龙	当归	威灵仙	桂枝	
10克	10克	10克	20克	20克	15克	

用法：

将所有药材浸泡20分钟，水煎，取汁备用，一边活动肩关节一边药洗。

疗程：

每天2次，每次20～30分钟。

适应证：

各型肩周炎的急性期疼痛、触痛敏感，肩关节活动障碍者。

医师提示

◎注意肩关节局部保暖，随气候变化随时增减衣服。

◎急性期不宜做肩关节的主动活动，可采用热敷、拔火罐、轻手法推拿、按摩等方法综合治疗。

◎老年人要加强营养，补充钙质，如吃牛奶、鸡蛋、豆制品等。

膝关节痛

症状表现

多因局部轻伤或寒冷刺激发生膝关节疼痛，逐渐出现膝盖骨疼痛或小腿骨端关节面边缘痛。

潮湿环境、寒冷天气或行走劳累后痛甚，关节活动时可闻及关节内摩擦产生的“咯咯”声，起立蹲下、上下楼梯时疼痛加剧。

原因

本病是由于膝关节积累性慢性劳损，或急性的损伤致膝关节周围软组织产生无菌性炎症改变，致使膝关节疼痛。

家庭药浴法

配方一：

伸筋草、透骨草、五加皮、海桐皮、威灵仙各60克。

伸筋草	透骨草	五加皮	海桐皮	威灵仙
60克	60克	60克	60克	60克

用法：

将所有药材水煎，先用蒸汽熏洗患处，并用2条毛巾浸药交替热敷，待药液温度适宜直接浸洗患肢。

疗程：

每次30～60分钟，每日1～2次，每剂药可用3天。

适应证：

膝关节骨性关节炎。

配方二：

葛根、川牛膝、川椒、羌活、透骨草、苍术、丹参、细辛、生川乌、生草乌、艾叶各30克，米醋250克。

葛根	川牛膝	川椒	羌活
30克	30克	30克	30克

透骨草	苍术	丹参	细辛
30克	30克	30克	30克

生川乌	生草乌	艾叶	米醋
30克	30克	30克	250克

用法：

1. 将上药除米醋外用纱布包裹，放入锅内加入适量的水浸泡20～30分钟后，煮沸约30分钟。
2. 将药液倒入盆内加醋，先用两块小方巾交替蘸药液热敷患处。
3. 待水温降至约40℃时，将患足浸入盆内或用药水洗患膝，并不停地揉搓患处。
4. 如水温转凉可加温后再浸洗。

疗程：

每次1小时左右，每日1次，每剂药可用3天。

适应证：

骨质增生导致的膝痛症。

配方三：

川乌、肉桂、干姜、白芷各30克，胆南星、赤芍各20克。

川乌	肉桂	干姜	白芷	胆南星	赤芍
30克	30克	30克	30克	20克	20克

用法：

将所有药材水煎，取汁备用，待药温度适宜直接浸洗患肢。

疗程：

每次30～60分钟，每日1次，每剂药可用3天。

适应证：

膝关节骨性关节炎。

医师提示

◎注意保暖，特别要在关键部位包上护膝或棉布，不要让患处接触凉风。

◎少爬很陡的楼梯，少走上下坡路。

◎平时避免机械性损伤，膝关节受累者应避免跑步和球类等剧烈体育运动。

◎对不良姿势，如扁平足、膝内外翻、驼背和脊柱侧弯等，应尽量纠正。

急性腰扭伤

症状表现

本症多由于伤力、扭转、牵拉而发生。伤较重者，随即发生腰部剧痛，活动不便，坐、卧、翻身都有困难，甚至不能起床，连咳嗽、深呼吸都感疼痛加重。也有些患者，在扭闪腰时，腰部疼痛并不剧烈，还能继续工作，数小时或1～2日后，腰痛才逐渐加剧。

原因

急性腰扭伤是腰部用力不当所致的腰部各种软组织损伤的总称，是腰部肌肉、筋膜、韧带等软组织因外力作用突然受到过度牵拉而引起的急性撕裂伤。

家庭药浴法

配方一：

当归、羌活、乳香、没药各60克。

当归	羌活	乳香	没药
60克	60克	60克	60克

用法：

将药物分装在两个布包中，上锅蒸约10分钟取出，外涂黄酒，趁热敷患处。

疗程：

每日3次。

适应证：

急性腰扭伤。

配方二：

生栀子15克，片姜黄30克，生大黄15克，冰片3克，葱白250克，麦粉、白酒各适量。

生栀子	片姜黄	生大黄	冰片	葱白	麦粉	白酒
15克	30克	15克	3克	250克	适量	适量

用法：

将葱白捣烂、炒热，用纱布包扎如球状。

将生栀子、片姜黄、生大黄碾成细粉加入冰片、麦粉碾匀加煨热的白酒调糊状。

将纱布包裹的热葱球擦患处至皮肤微红，再将调好的药糊敷贴在患处，外用胶布固定。

疗程：

每日1次。

适应证：

急性腰扭伤。

医师提示

◎劳动时注意力要集中，特别是集体抬扛重物时应在统一指挥下，齐心协力，步调一致。

◎掌握正确的劳动姿势，如扛、抬重物时要尽量让胸、腰部挺直，髋膝部屈曲，起身应以下肢用力为主，站稳后再迈步，搬、提重物时应取半蹲位，使物体尽量贴近身体。

◎加强劳动保护，在做扛、抬、搬、提等重体力劳动时应使用护腰带，以协助稳定腰部脊柱，增强腹压，增强肌肉工作效能。

◎若在寒冷潮湿环境中工作后，应洗热水澡以祛除寒湿，消除疲劳。

◎尽量避免弯腰性强迫姿势工作时间过长。

慢性腰肌劳损

症状表现

有长期腰痛史，反复发作，腰骶部一侧或两侧酸痛不舒、时轻时重、缠绵不愈。酸痛一般在劳累后加剧，休息后减轻，并与天气变化有关。腰部活动基本正常，一般无明显障碍，但有时有牵掣不适感。不耐久坐久站、不能胜任弯腰工作、弯腰稍久便直腰困难。常喜双手捶击，以减轻疼痛。

原因

主要指腰骶部肌肉、筋膜、韧带等软组织的慢性损伤，导致局部无菌性炎症，从而引起腰骶部一侧或两侧的弥漫性疼痛，是慢性腰腿痛中常见的疾病之一。

辨证分型

寒湿型：腰部冷痛重着，转侧不利，静卧不减，阴雨天症状加剧，舌淡苔白腻，脉沉紧。

湿热型：痛而有热感，炎热或阴雨天气疼痛加重，活动后减轻，尿赤，舌苔黄腻，脉濡数。

气血瘀滞型：腰背胀痛，痛无定处，或痛如针刺，拘挛麻木等，轻则俯仰不便，重则因痛剧不能转侧，拒按，舌有瘀斑，脉弦或涩。

肾虚型：腰部酸痛乏力，喜按喜揉，足膝无力，遇劳更甚，卧则减轻，常反复发作。

家庭药浴法

配方一：

红花15克，当归、虎杖、五加皮各90克，防风、牛膝、金刚藤、红藤各120克。

红花	当归	虎杖	五加皮	防风	牛膝	金刚藤	红藤
15克	90克	90克	90克	120克	120克	120克	120克

用法：

将药物加适量水煎煮30分钟，患者卧床上，腰部对准药物直接熏蒸。

疗程：

每次治疗20～30分钟，每日1次，15～20次为1疗程。

适应证：

各型腰肌劳损，尤对寒湿型效果更佳。

配方二：

艾绒120克，花椒3克，透骨草30克。

艾绒	花椒	透骨草
120克	3克	30克

用法：

上药水煎2500毫升，熏洗患处。

疗程：

每次20～40分钟，1日2次，10日为1疗程。

适应证：

各型腰肌劳损。

医师提示

◎在日常生活和工作中，注意姿势正确，尽可能变换体位，勿使过度疲劳。

◎宜睡硬板床。

◎加强腰肌锻炼，以增强腰肌力量，减少腰肌损伤，常用的腰肌锻炼方法有仰卧挺腹、俯卧鱼跃等，可早晚各做5～10次。

◎平时注意腰部保暖。

风湿性关节炎

症状表现

风湿性关节炎是一种常见的急性或慢性结缔组织炎症，可反复发作并累及心脏。临床以关节和肌肉游走性酸楚、重着、疼痛为特征。

典型表现是轻度或中度发热，游走性多关节炎，受累关节多为膝、踝、肩、肘、腕等大关节，常见由一个关节转移至另一个关节，病变局部呈现红、肿、灼热、剧痛，部分患者也有几个关节同时发病。不典型的患者仅有关节疼痛而无其他炎症表现。

原因

中医认为本病与外感风寒湿热等病邪及人体正气不足有关。风、寒、湿、热之邪侵入机体，痹阻关节肌肉经络，导致气血痹阻不通，产生本病。

辨证分型

行痹：疼痛游走，痛无定处，时见恶风发热。

痛痹：疼痛较剧，痛有定处，遇寒痛增，得热痛减，局部皮色不红，触之不热。

着痹：肢体关节酸痛，重着不移，或有肿胀，肌肤麻木不仁，阴雨天加重或发作。

热痹：关节疼痛，局部灼热红肿，痛不可触，关节活动不利，可累及多个关节，或有发热、恶风、口渴烦闷。

家庭药浴法

配方一：

苍术、海风藤各50克，牛膝30克，川乌、草乌、当归各20克，伸筋草60克。

苍术	海风藤	牛膝	川乌	草乌	当归	伸筋草
50克	50克	30克	20克	20克	20克	60克

用法：

将上药用纱布包好，水煎1大盆，药浴全身，汗出为度，后用清水冲洗，迅速将身上擦干。

疗程：

每日1次，每剂可连用3天，换新药再煎。一般3剂即愈。

适应证：

风湿疼痛。

配方二：

制川乌、制草乌、皂角刺、当归、独活、没药、乳香、防风、山甲、青皮、桃仁、红花各10克，蜈蚣2条。

制川乌	制草乌	皂角刺	当归	独活	没药	乳香
10克	10克	10克	10克	10克	10克	10克

防风	山甲	青皮	桃仁	红花	蜈蚣	
10克	10克	10克	10克	10克	2条	

用法：

上药水煎，取汁1500～2000毫升，将煎好的药液盛于小桶或脸盆内，患者取适当的位置将患肢与盛药的脸盆围住，减少蒸汽外散，同时患肢要离开水面2～3厘米，以免烫伤。待药液降至合适温度后，可将药液浇洗或浸泡患肢，洗至汗出为止，擦干患肢。

疗程：

每日2次，每次1剂。

适应证：

寒痹。

配方三：

洋金花50克，制马钱子、雷公藤根各100克，红花、丁香各50克。

洋金花	制马钱子	雷公藤根	红花	丁香
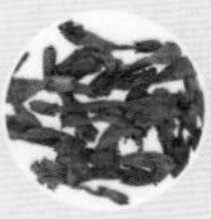	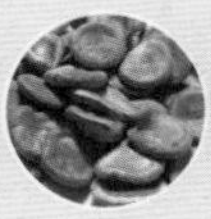	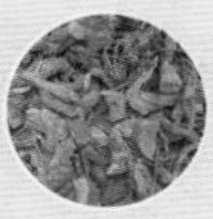	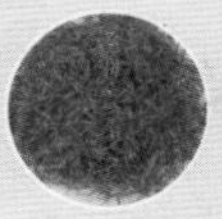	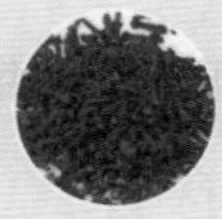
50克	100克	100克	50克	50克

用法：

上药制成粗粉，装入布袋，用温水浸泡10小时，煮沸20分钟。水温降至42℃时，全身入池浸泡。

疗程：

每日1次，每次30分钟，15次为1疗程。

适应证：

类风湿性关节炎。

配方四：

伸筋草、透骨草、防风、艾叶、红花、地龙、威灵仙、苍术、黄柏、桂枝、牛膝各75克，蜈蚣、全蝎各5条。

伸筋草	透骨草	防风	艾叶	红花	地龙	威灵仙
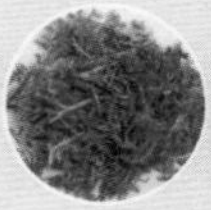	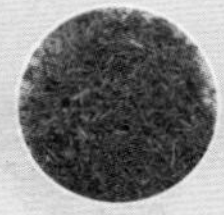	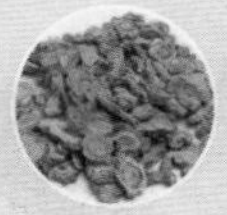	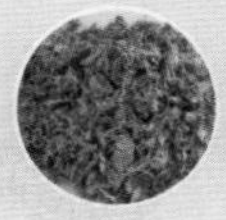		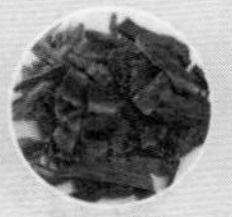	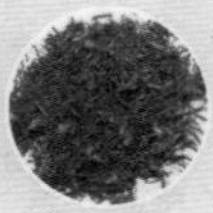
75克	75克	75克	75克	75克	75克	75克

苍术	黄柏	桂枝	牛膝	蜈蚣	全蝎	
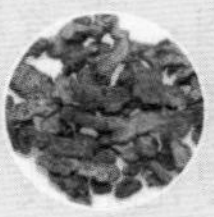	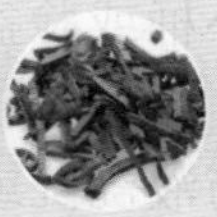	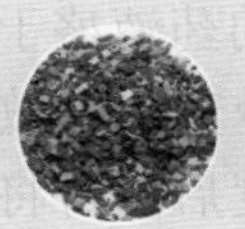	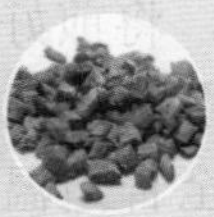	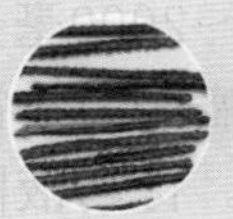	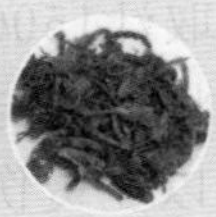	
75克	75克	75克	75克	5条	5条	

用法：

上药水煎，取汁5000毫升，熏洗患处。

疗程：
每日2次，10天1疗程。

适应证：
风湿性关节炎。

配方五：
艾叶25克，川草乌20克，透骨草、伸筋草、苏木、川断、威灵仙、青风藤、独活各20克。

艾叶	川草乌	透骨草	伸筋草	苏木
25克	20克	20克	20克	20克

川断	威灵仙	青风藤	独活	
20克	20克	20克	20克	

用法：
药液温度适合时，足浴。

疗程：
30分钟，每日2次，每7剂为1疗程。

适应证：
风湿痹痛。

医师提示

◎饮食有节、起居有常、劳逸结合是强身保健的主要措施。

◎要防止受寒、淋雨和受潮，关节处要注意保暖，不穿湿衣、湿鞋、湿袜等。

◎经常参加体育锻炼，如做保健体操、练气功、打太极拳、做广播体操、散步等，大有好处。

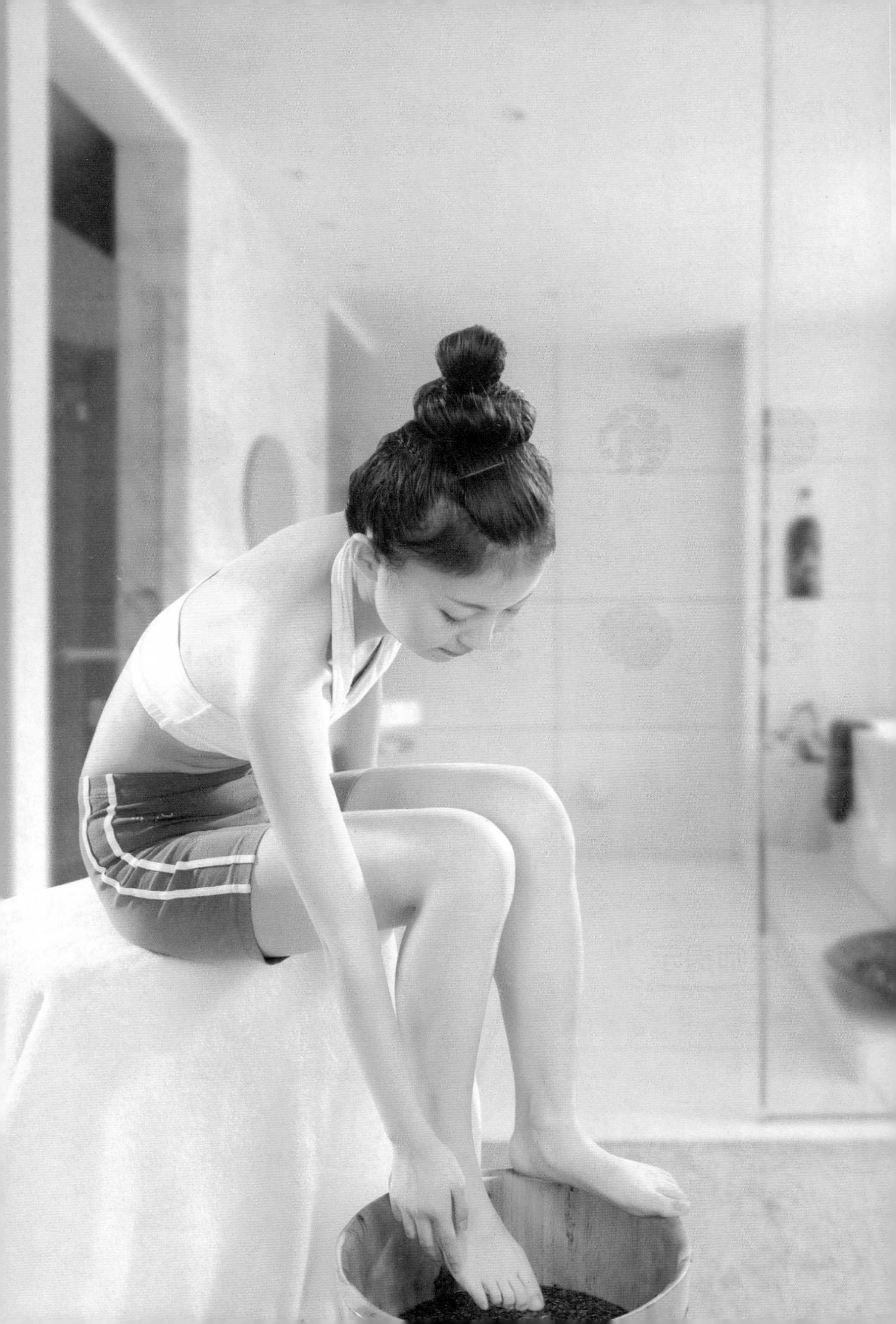

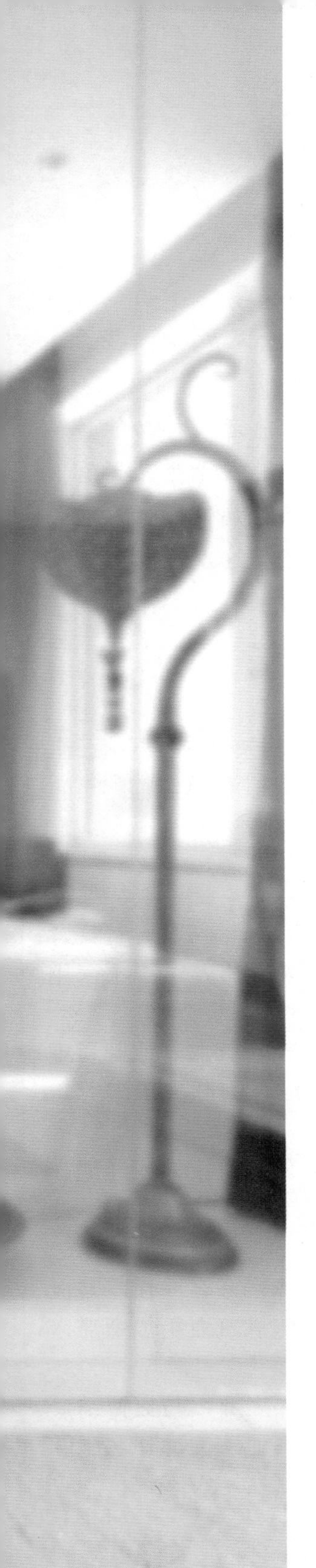

第四章

妇科疾病药浴疗法

◎痛经

◎阴道炎

◎乳腺炎

◎乳腺增生

◎白带异常

◎月经不调

◎慢性盆腔炎

痛经

症状表现

痛经是指妇女在经期及其前后，出现下腹部痉挛性疼痛，并有全身不适，严重者可伴恶心呕吐、冷汗淋漓、手足厥冷，甚至昏厥。

西医学把痛经分为原发性痛经和继发性痛经，前者又称功能性痛经，系指生殖器官无明显器质性病变者，后者多继发于生殖器官某些器质性病变，如盆腔子宫内膜异位症、子宫腺肌病、慢性盆腔炎等。本节讨论的痛经，包括西医学的原发性痛经和继发性痛经。功能性痛经容易痊愈，器质性病变导致的痛经病程较长，缠绵难愈。

原因

中医认为本病的发生与冲任、胞宫的周期性生理变化密切相关。主要病机在于邪气内伏或精血素亏，更值经期前后冲任二脉气血的生理变化急骤，导致胞宫的气血运行不畅，“不通则痛”，或胞宫失于濡养，“不荣则痛”，故使痛经发作。

辨证分型

肾气亏损：先天肾气不足，或房劳多产，或久病虚损，伤及肾气，肾虚则精亏血少，冲任不足，经行血泄，胞脉愈虚，失于濡养，“不荣则痛”，故使痛经。

气血虚弱：素体虚弱，气血不足，或大病久病，耗伤气血，或脾胃虚弱，化源不足，气虚血少，经行血泄，冲任气血更虚，胞脉失于濡养，“不荣则痛”，故使痛经。

气滞血瘀：素性抑郁，或忿怒伤肝，肝郁气滞，气滞血瘀，或经期产后，余血内留，蓄而成瘀，瘀滞冲任，血行不畅，经前经时气血下注冲任，胞脉气血更加壅滞，“不通则痛”，故使痛经。

寒凝血瘀：经期产后，感受寒邪，或过食寒凉生冷，寒客冲任，与血搏结，以致气血凝滞不畅，经前经时气血下注冲任，胞脉气血更加壅滞，“不通则痛”，故使痛经。

湿热蕴结：素有湿热内蕴，或经期产后，感受湿热之邪，与血搏结，稽留于冲任、胞宫，以致气血凝滞不畅，经行之际，气血下注冲任，胞脉气血更加壅滞，“不通则痛”，故使痛经。

配方一：

白芷、五灵脂各100克。

白芷	五灵脂
100克	100克

用法：

将上药加水煎煮，去渣取液，倒入小口盆内，患者取俯卧位，盆口对准脐部，利用蒸汽熏蒸脐部，待药液温热时，用毛巾浸药液洗涤脐部。

疗程：

每天1次，每次20～30分钟，10次为1疗程。

适应证：

原发性痛经，证属寒凝血瘀者。

配方二：

吴茱萸、杜仲、蛇床子各50克，木香、公丁香各25克。

吴茱萸	杜仲	蛇床子	木香	公丁香
50克	50克	50克	25克	25克

用法：

将上药加水煎煮，去渣取液，将药液倾入盆内，趁热先熏会阴部，注意不要烫伤。温热时坐浴洗涤会阴。

疗程：

每次约30分钟，每日2次。

适应证：

原发性痛经，证属寒凝血瘀者。

医师提示

◎剧痛时应卧床休息，如出现面色苍白、肢冷出汗等虚脱症状，应立即平卧，保暖，必要时就诊。

◎经期及余血未净禁止性交、游泳及坐盆，勤换卫生巾垫。

◎正值经期，注意腹部保暖，两足勿下冷水，防止寒邪侵入，同时注意生活起居，避风寒，防感冒。

阴道炎

症状表现

阴道炎是阴道黏膜及黏膜下结缔组织炎性疾病的总称，是妇科门诊常见的疾病，临床上以白带的性状发生改变以及外阴和阴道瘙痒灼痛为主要临床特点。常见的阴道炎有细菌性阴道炎、滴虫性阴道炎、霉菌性阴道炎、老年性阴道炎。

原因

中医认为本病多由于脾虚生湿，或肾阳不足、水湿内停所致。

辨证分型

脾阳虚：饮食不节，劳倦过度，或忧思气结，损伤脾气，运化失职，湿浊停聚，流注下焦，伤及任带，任脉不固，带脉失约，而致带下病。

肾阳虚：素禀肾虚，或恣情纵欲，肾阳虚损，气化失常，水湿内停，下注冲任，损及任带，而致带下病。若肾阳虚损，精关不固，精液滑脱，也致带下病。

阴虚夹湿：素禀阴虚，相火偏旺，阴虚失守，下焦感受湿热之邪，损及任带，约固无力，而为带下病。

湿热下注：脾虚湿盛，郁久化热，或情志不畅，肝郁化火，肝热脾湿，湿热互结，流注下焦，损及任带，约固无力，而成带下病。

湿毒蕴结：经期产后，胞脉空虚，忽视卫生，或房室不禁，或手术损伤，以致感染湿毒，损伤任带，约固无力，而成带下病。

家庭药浴法

配方一：

海桐皮、苦参、百部各30克。

海桐皮	苦参	百部
30克	30克	30克

用法：

将药物切碎，置砂锅内，注入清水约2500毫升，浸泡2小时。将砂锅先置大火上煮沸，再换小火煮1小时，纱布过滤，去渣取药液。将药液煮沸，倒入盆内，先坐盆上熏蒸外阴部，转温时坐浴洗涤外阴和阴道。

疗程：

每次30分钟，每日2次。

适应证：

滴虫性阴道炎、非特异性阴道炎、外阴炎，证属湿热下注者。

配方二：

苍耳草60克，狼毒草20克，苦楝皮30克，蒲公英60克。

苍耳草	狼毒草	苦楝皮	蒲公英
60克	20克	30克	60克

用法：

煎汤，先熏后洗。

疗程：

每日2次，10天为1疗程。

适应证：

滴虫性阴道炎。

配方三：

黄柏、马鞭草、白鲜皮、苦参各30克，红花10克。

黄柏	马鞭草	白鲜皮	苦参	红花
30克	30克	30克	30克	10克

用法：

将药物切碎，置砂锅内，加入清水3000毫升，浸泡2小时后大火煮沸，再改小火煎煮1小时。用纱布滤去药渣，取药液倒入盆内，趁热先坐盆上，熏会阴部，温热时坐浴洗外阴和阴道。

疗程：

每次约30分钟，每日2次，10日为1疗程。

适应证：

非特异性阴道炎、霉菌性阴道炎、慢性子宫颈炎。

配方四：

苍术、百部、蛇床子、黄柏、苦参、连翘各15克，荆芥10克，枯矾5克，土槿皮15克。

苍术	百部	蛇床子	黄柏	苦参	连翘	荆芥	枯矾	土槿皮
15克	15克	15克	15克	15克	15克	10克	5克	15克

用法：

将药物浓煎成250毫升，冲洗阴道。

疗程：

每日2次，6天为1疗程。

适应证：

阴道炎。

医师提示

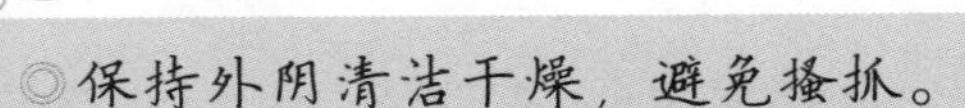
◎保持外阴清洁干燥，避免搔抓。

◎不宜食用辛辣刺激性食品。

◎勤换内裤，并用温水进行洗涤，切不可与其他衣物混合洗，避免交叉感染。

乳腺炎

症状表现

即乳腺的急性化脓性感染，以乳房红肿疼痛为主要特征。好发于产后3～4周内的初产妇。属中医学“乳痈”范畴。

原因

中医认为本病多因忧思恼怒、肝郁化火，恣食辛辣厚味、湿热蕴结于胃络，乳房不洁、火热邪毒内侵等引起。

辨证分型

气滞热壅：患侧乳汁淤积，乳房局部皮肤微红，肿胀热痛，触之有肿块，伴发热、口渴、纳差，苔黄，脉数。

热毒炽盛：乳房内肿块逐渐增大，皮肤灼热焮红，触痛明显，持续性、波动性疼痛加剧，伴高热、口渴、小便短赤、大便秘结，舌红、苔黄腻，脉洪数。

正虚邪恋：约经10天左右，肿块形成，触之有波动感，经切开或自行溃出脓后寒热渐退，肿消痛减，疮口渐愈合；如脓肿破溃后形成瘘管，或脓流不畅、肿势和疼痛不减，病灶可能波及其他经络，形成“传囊乳痈”。伴全身乏力、面色少华、纳差。舌淡、苔薄，脉弱无力。

家庭药浴法

配方一：

青皮、陈皮、丹皮、枳实各50克，银花、野菊花、蒲公英各30克。

青皮	陈皮	丹皮	枳实
50克	50克	50克	50克

银花	野菊花	蒲公英	
30克	30克	30克	

用法：

上药加水1500毫升，煎40分钟，将药汁放在盆内，待温度适合，用毛巾蘸取药液外洗患侧乳房。

疗程：

每次30分钟左右，每天1～2次。每剂外洗3次。

适应证：

急性乳腺炎。

配方二：

仙人掌（去皮）、葱白各100克，韭菜50克，生姜30克，白酒50毫升。

仙人掌	葱白	韭菜	生姜	白酒
100克	100克	50克	30克	50毫升

用法：

将仙人掌、葱白、生姜、韭菜捣烂，放入盆中，加开水1000毫升，白酒50毫升，外洗患处。

疗程：

每次30分钟左右，每天1～2次。

适应证：

急性乳腺炎。

配方三：

双花15克，连翘、白芷、桔梗、黄芩、黄连各10克，元参20克。

双花	连翘	白芷	桔梗	黄芩	黄连	元参
15克	10克	10克	10克	10克	10克	20克

用法：

将药物放入盆中，加水浸泡半小时，水煎，用药汁外洗患处。

疗程：

每次30分钟左右，每天2次。

适应证：

急性乳腺炎。

医师提示

◎未病先防，妊娠后期常用温水清洗乳头。如乳头内陷者，洗后轻揉、按摩、牵拉乳头。

◎如乳汁过多，婴儿吃不完，可在哺乳后用吸乳器或用手按摩挤压，使乳汁排出，防止淤积。

◎如有乳头擦伤、皲裂或身体其他部位有化脓性感染时，均应及时治疗。

◎宜多吃具有清热作用的蔬菜水果，如番茄、丝瓜、黄瓜、金橘饼等；宜多吃具有软坚散结的食物，如海带等。

乳腺增生

症状表现

以乳房有形状大小不一的肿块、疼痛，与月经周期相关为主要表现的乳腺组织的良性增生性疾病。中医称为“乳癖”。

原因

本病多因情志抑郁、冲任失调、痰瘀凝结而成。

辨证分型

肝郁气滞：乳房肿块和疼痛随喜怒消长，伴急躁易怒、胸闷胁胀、心烦、口苦、喜叹息、经行不畅。

痰湿阻络：乳房肿块坚实，胸闷不舒，恶心呕吐，头重身重。

冲任失调：多见于中年妇女，乳房肿块和疼痛在月经期前加重，经后缓解，伴腰酸乏力、神疲倦怠，月经失调，色淡量少。

家庭药浴法

配方一：

苦参60克，透骨草、艾叶各30克，当归、乳香、没药、金银花、荆芥、白芷各15克，川芎、红花、防风各10克，甘草5克，葱根7棵，核桃树枝、槐树枝各7节。

苦参	透骨草	艾叶	当归	乳香	没药	金银花	荆芥
60克	30克	30克	15克	15克	15克	15克	15克

白芷	川芎	红花	防风	甘草	葱根	核桃树枝	槐树枝
15克	10克	10克	10克	5克	7根	7节	7节

用法：

上药加水1500毫升，煎40分钟，将药汁放在盆内，待温度适合，用毛巾蘸取药液外洗患侧乳房。

疗程：

每次30分钟左右，每晚1次。每剂外洗3次，视病情连续用药3～5周。

适应证：

乳腺增生。

配方二：

柴胡、香附、郁金、茯苓各10克，牡蛎20克，海藻、昆布各10克，蜈蚣1条，路路通10克，穿山甲3克，山慈菇、血竭各6克，三棱、莪术、水蛭各3克，淫羊藿10克。

柴胡	香附	郁金	茯苓	牡蛎	海藻	昆布	蜈蚣
10克	10克	10克	10克	20克	10克	10克	1条

路路通	穿山甲	山慈菇	血竭	三棱	莪术	水蛭	淫羊藿
10克	3克	6克	6克	3克	3克	3克	10克

用法：

上药水煎服，经期停服，并将上药煎第3煎，滤出药液，用毛巾蘸药液趁热敷患侧。

疗程：

口服时每日服2次，蘸洗时每日1次，每次30分钟。

适应证：

乳腺增生。

配方三：

细辛5克，白芷15克，苦参60克，麻黄6克，丹参30克，乳香、没药各15克，川芎10克，连翘15克，红花10克，艾叶30克，甘草6克，透骨草30克，王不留行15克。

细辛	白芷	苦参	麻黄	丹参	乳香	没药
5克	15克	60克	6克	30克	15克	15克

川芎	连翘	红花	艾叶	甘草	透骨草	王不留行
10克	15克	10克	30克	6克	30克	15克

用法：

上药加水2000毫升，浸泡30分钟，煎40分钟，先趁热熏洗患侧乳房，待温度适宜后，用毛巾浸药液外洗热敷乳房。

疗程：

每次30分钟，早、晚各1次，每剂用3天。

适应证：

乳腺增生。

医师提示

◎解除各种不良的心理刺激，少生气，保持情绪稳定。

◎改变饮食，防止肥胖，少吃油炸食品、动物脂肪、甜食及偏补食品，多吃蔬菜和水果类，多吃粗粮。

◎生活要有规律、劳逸结合，保持性生活和谐。

◎调节内分泌失调，保持大便通畅，会减轻乳腺胀痛。

◎禁止滥用避孕药及含雌激素的美容用品，不吃用雌激素喂养的鸡、牛等。

白带异常

症状表现

白带异常是指女性阴道内白带明显增多，并见色、质、气味异常的一种病症。

原因

中医认为本病多由脾失健运，水湿内停，下注任带；或肾阳不足，气化失常，水湿内停，下渗胞宫；或素体阴虚，感受湿热之邪，伤及任带，带脉失约，冲任失固所致。

辨证分型

湿热下注：带下量多、色黄、黏稠，有臭味。或伴阴部瘙痒、胸闷心烦、口苦咽干、纳差、少腹或小腹作痛、小便短赤，舌红、苔黄腻，脉濡数。

脾虚湿困：带下量多，色白或淡黄，质稀薄，无臭味，绵绵不断，神疲倦怠，四肢不温，纳少便溏，舌淡、苔白或腻，脉缓弱。

肾阴亏虚：带下量多，色黄或赤白相间，质稠或有臭味，阴部干涩不适或有灼热感，腰膝酸软，头晕耳鸣，颧赤唇红，五心烦热，失眠多梦，舌红、苔少或黄腻，脉细数。

肾阳不足：带下量多，淋漓不断，色白清冷，稀薄如水，头晕耳鸣，腰痛如折，畏寒肢冷，小腹冷感，小便频数，夜间尤甚，大便稀薄，舌质淡、苔薄白，脉沉细而迟。

家庭药浴法

配方一：

马鞭草30克。

马鞭草

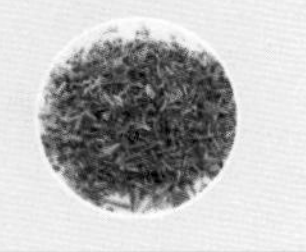

30克

用法：

将上药放入锅内，水煎取汁，坐浴，浸泡清洗阴道10分钟。

疗程：

每日1次，5次为1疗程。

适应证：

黄带或赤白带下。

配方二：

苦参60克，蛇床子、黄柏各30克，苍术、薏苡仁各15克。

苦参	蛇床子	黄柏	苍术	薏苡仁
60克	30克	30克	15克	15克

用法：

将药物水煎后熏洗外阴。

疗程：

每日2次，10～15日为1疗程。

适应证：

滴虫或霉菌所致的湿热型白带异常。

配方三：

艾叶、花椒各15克，食盐少许。

艾叶	花椒	食盐
15克	15克	少许

用法：

将上药放入锅内，水煎取汁，倒入盆内，熏洗阴部。

疗程：

1天1次，10次为1疗程。

适应证：

白带过多症。

配方四：

吴茱萸、杜仲、蛇床子、五味子各30克，木香、丁香各15克。

吴茱萸	杜仲	蛇床子	五味子	木香	丁香
30克	30克	30克	30克	15克	15克

用法：

将上药用纱布包，加水1000毫升，先熏洗小腹部，后坐浴。

疗程：

每天1次，10次为1疗程。

适应证：

黄带或赤白带下。

医师提示

◎养成良好的卫生习惯，勤洗勤换内裤和卫生巾。

◎内裤以棉质、宽松舒适为佳，以保持阴部的清洁干爽。

◎注意经期卫生及孕产期调护，经常保持会阴部清洁卫生。

◎注意调适生活起居，饮食清淡，少食肥甘厚味。

◎清心寡欲，减少房事；注意劳逸结合，多进行户外活动。

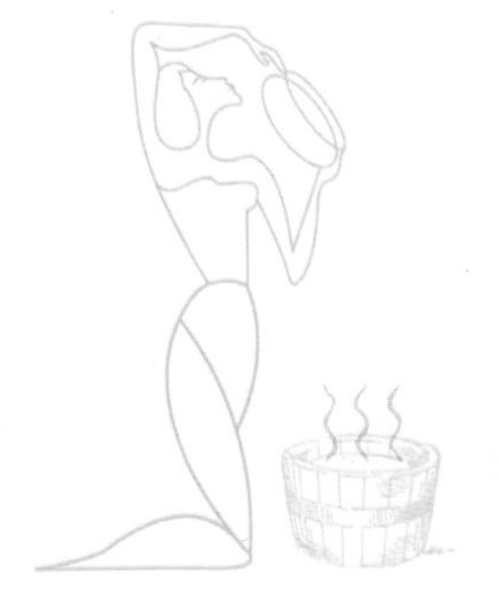

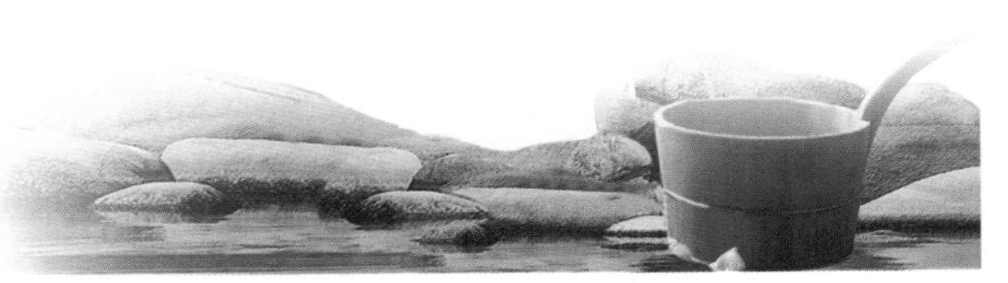

月经不调

症状表现

月经不调是以月经周期以及经量、经色、经质的异常为主要表现的病症，临床有月经先期、月经后期和月经先后无定期几种情况。西医学的排卵型功能失调性子宫出血、生殖器炎症或肿瘤引起的阴道异常出血等疾病可参考此部分内容。

原因

中医认为月经不调是由于气血虚弱、肝肾亏损或气血运行不畅引起。

辨证分型

气虚：经期多提前，经色淡而质稀，神疲肢倦，小腹空坠，纳少便溏。

血虚：经期多错后，月经量少、色淡、质稀，小腹隐痛，头晕眼花，心悸少寐，面色苍白或萎黄。

肾虚：经期或前或后，月经量少、色淡、质稀，头晕耳鸣，腰骶酸痛。

气郁血瘀：经行不畅，经期或前或后，经量或多或少，色紫红、有血块，胸胁、乳房胀痛，喜叹息。

血热：经期提前，月经量多，色深红或紫红，经质黏稠，心胸烦热，面赤口干，大便秘结。

血寒：经期错后，月经量少，色暗红、有血块，小腹冷痛，得热痛减，畏寒肢冷。

家庭药浴法

配方一：

党参、黄芪、白术各12克，干姜、甘草各6克。

党参	黄芪	白术	干姜	甘草
12克	12克	12克	6克	6克

用法：

将上药水煎取汁，放入盆中，浴足。

疗程：

每日1次，每次30分钟。

适应证：

气虚型月经先期。

配方二：

桃仁、红花、当归、香附、白芍、肉桂、吴茱萸、小茴香、郁金、枳壳、乌药、五灵脂、蚕沙、蒲黄、熟地黄各15克。

桃仁	红花	当归	香附	白芍	肉桂	吴茱萸	小茴香
15克	15克	15克	15克	15克	15克	15克	15克

郁金	枳壳	乌药	五灵脂	蚕沙	蒲黄	熟地黄	
15克	15克	15克	15克	15克	15克	15克	

用法：

将上药水煎取汁，放入浴盆中，药浴。

疗程：

每日1次，每次30分钟。

适应证：

气郁血瘀型月经过少及月经后期、痛经等。

配方三：

当归、川芎、白芍、肉苁蓉、炒五灵脂、炒延胡索、白芷、苍术、白术、乌药、小茴香、香附、青皮、陈皮、半夏各9克，柴胡6克，黄连、炒吴茱萸各3克。

当归	川芎	白芍	肉苁蓉	炒五灵脂	炒延胡索
9克	9克	9克	9克	9克	9克

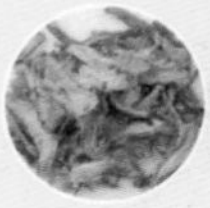

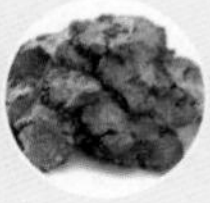

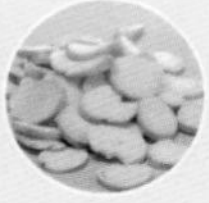

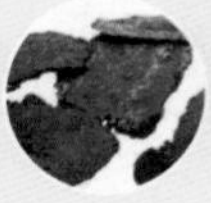

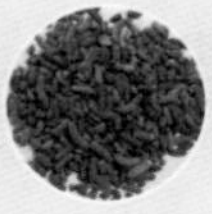

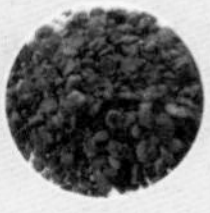

白芷	苍术	白术	乌药	小茴香	香附
9克	9克	9克	9克	9克	9克

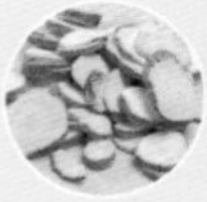

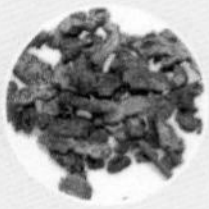

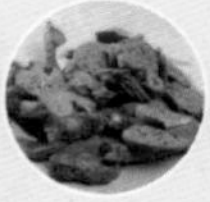

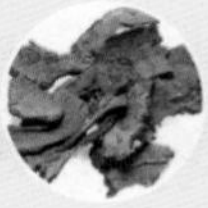

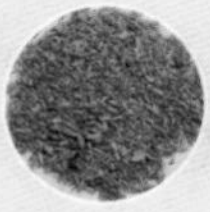

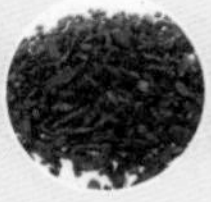

青皮	陈皮	半夏	柴胡	黄连	炒吴茱萸
9克	9克	9克	6克	3克	3克

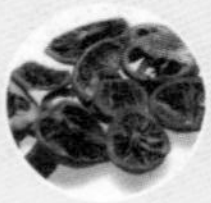

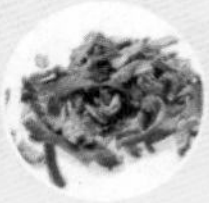

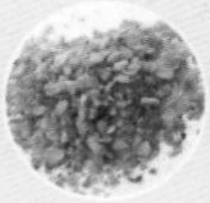

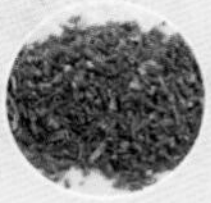

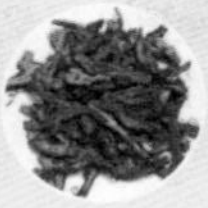

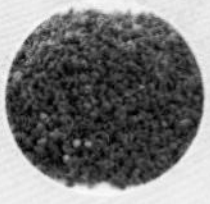

用法：

将上药水煎取汁，放入浴盆中，药浴。

疗程：

每日1次，每次30分钟，至月经正常停药。

适应证：

各型月经紊乱，经行先后无定期，经量或多或少，经行不畅，色紫黏稠，胸乳胀闷不舒，少腹胀痛等。

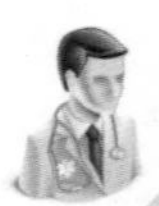

医师提示

◎如果月经过多，持续出血24小时没有减少，而且出血量变大，应马上去看医生。

◎一定要注意经期勿冒雨涉水，无论何时都要避免小腹受寒。这是月经不调的基本预防措施之一。

◎养成良好的作息习惯，熬夜、过度劳累都可能导致月经不调。

慢性盆腔炎

症状表现

慢性盆腔炎是由于瘢痕粘连及盆腔充血，引起下腹部坠胀、疼痛，腰骶部酸痛。有时伴有肛门坠胀不适、月经不调、带下增多。部分患者可有全身症状，如低热、易疲劳、周身不适、易失眠等。

原因

本病常常由分娩、流产、宫腔内手术消毒不严，或经期产后不注意卫生，或者附近其他部位的感染使病原体侵入所致。

辨证分型

湿热下注：小腹胀痛，带下量多、色黄、质稠腥臭，头眩而重，身重困倦，胸闷腹胀，口渴不欲饮，痰多，或有发热恶寒，腰酸胀痛，尿道灼痛，大便秘结，小便赤热。

气滞血瘀：小腹胀痛而硬，按之更甚，带下量多、色白、质稀薄，腰骶酸痛，月经失调，色深黑有血块。

家庭药浴法

配方一：

追地风、透骨草各30克，血竭15克，白芷30克，川椒15克，阿魏、乳香、没药各20克，归尾、赤芍、茜草各30克，莪术20克。

追地风	透骨草	血竭	白芷	川椒	阿魏
30克	30克	15克	30克	15克	20克

乳香	没药	归尾	赤芍	茜草	莪术
20克	20克	30克	30克	30克	20克

用法：

将上药水煎取汁，放入浴盆中，药浴。

疗程：

每日1次，每次30分钟。

适应证：

慢性盆腔炎。

配方二：

川椒、大茴香、乳香、没药、降香末各20克。

川椒	大茴香	乳香	没药	降香末
20克	20克	20克	20克	20克

用法：

上药水煎取汁，用毛巾蘸药液热敷小腹部。

疗程：

每日2次，10天为1疗程。

适应证：

慢性盆腔炎有包块者。

配方三：

透骨草100克，京三棱12克，白芷、花椒各10克，路路通15克。

透骨草	京三棱	白芷	花椒	路路通
100克	12克	10克	10克	15克

用法：

上药水煎取汁，用毛巾蘸药液热敷小腹部。

疗程：

每日1次，10天为1疗程。

适应证：

慢性盆腔炎。

配方四：

地丁草、虎杖、蚤休各30克，当归、川芎各20克。

地丁草	虎杖	蚤休	当归	川芎
30克	30克	30克	20克	20克

用法：

将上药加清水适量，浸泡20分钟，煎数沸，取药液与1500毫升开水同入盆中，趁热熏蒸患处，待温度适宜时泡洗双脚。

疗程：

每日2次，每次40分钟，15天为1疗程。

适应证：

盆腔炎。

医师提示

◎月经期忌房事，以免感染；月经垫要注意清洁卫生，最好用消毒卫生纸。

◎饮食应以清淡为主，多食有营养的食物，如鸡蛋、豆腐、赤豆、菠菜等。

◎忌食生冷和刺激性的食物。

◎加强经期、产后、流产后的个人卫生，勤换内裤及卫生巾，避免受风寒，不宜过度劳累。

◎盆腔炎治疗务必彻底，以免转为慢性盆腔炎，平时注意劳逸适度。

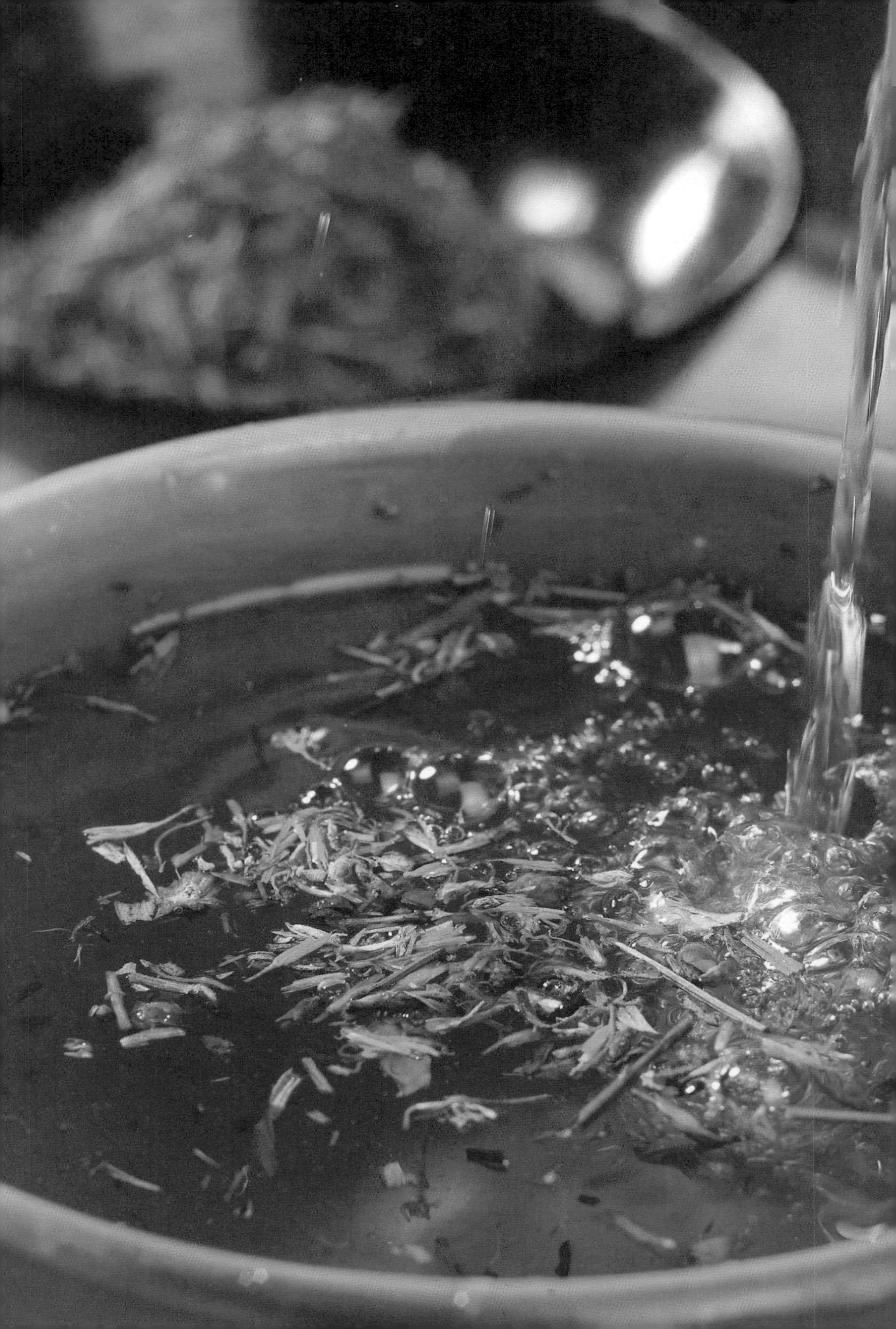

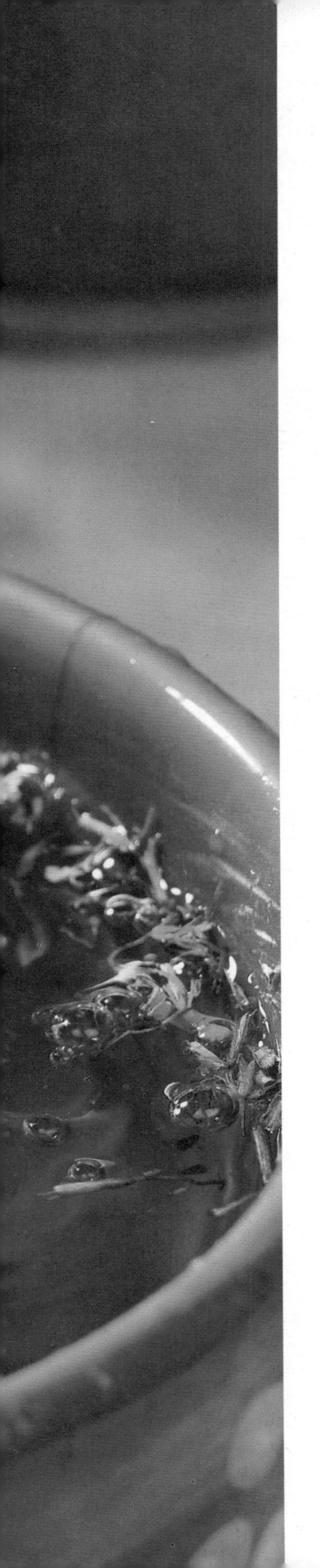

第五章 男科疾病药浴疗法

遗精

症状表现

频繁遗精，或梦遗，或滑精，每周2次以上。伴头晕目眩、神疲乏力、精神不振、腰膝酸软等。西医学的神经衰弱、神经官能症、前列腺炎等造成的遗精可参照此部分内容。

原因

中医认为本病多由于劳心太过，欲念不遂，饮食不节，恣情纵欲诸多因素所致。

辨证分型

肾虚不固：遗精频作，甚则滑精，面色少华，头晕目眩，耳鸣，腰膝酸软，畏寒肢冷，舌淡、苔薄白，脉沉细而弱。

心脾两虚：遗精常因思虑过多或劳倦而作，心悸怔忡，失眠健忘，面色萎黄，四肢倦怠，食少便溏，舌淡、苔薄，脉细弱。

阴虚火旺：梦中遗精，夜寐不宁，头昏头晕，耳鸣目眩，心悸易惊，神疲乏力，尿少色黄，舌尖红、苔少，脉细数。

湿热下注：梦中遗精频作，尿后有精液外流，小便短黄混浊且热涩不爽，口苦烦渴，舌红、苔黄腻，脉滑数。

家庭药浴法

配方一：

五味子20克。

五味子

20克

用法：

上药置于砂锅中，加水300～400毫升，文火浓煎20分钟，滤取药液，倒入小茶杯里，趁热用药气熏洗龟头数分钟，待温度降至40℃左右时，将阴茎浸泡在药物中10分钟。

疗程：

每日1次，每次30分钟，10次为1疗程。

适应证：

各种类型遗精。

配方二：

仙鹤草20克，黄芩、丹皮各9克。

仙鹤草	黄芩	丹皮
20克	9克	9克

用法：

将上药水煎，药汁放在盆内，浸泡双足，每次10～20分钟。

疗程：

每日1次，每次30分钟，10次为1疗程。

适应证：

各型遗精。

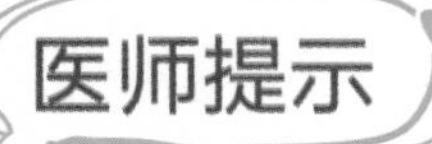

医师提示

◎养成良好的生活起居习惯，保持心情舒畅。

◎积极参加健康的体育活动以排除杂念，节制性欲，戒除手淫，还要避免接触色情书刊及影片，防止过度疲劳及精神紧张。

◎睡前可用温热水洗脚，并搓揉脚底。

◎睡眠时，养成侧卧习惯，被子不要盖得太厚太暖，内裤不宜过紧。

◎注意少食辛辣刺激性食物及香烟、酒、咖啡等。

早泄

症状表现

早泄是指房事时过早射精而影响正常性交而言，是男子性功能障碍的常见病症，多与遗精、阳痿相伴出现。

原因

中医认为早泄多由情志内伤，湿热侵袭，纵欲过度，久病体虚所致。

辨证分型

肝经湿热：泄精过早，阴茎易举，阴囊潮湿，瘙痒坠胀，口苦咽干，胸胁胀痛，小便赤涩。

阴虚火旺：过早泄精，性欲亢进，头晕目眩，五心烦热，腰膝酸软，时有遗精。

家庭药浴法

配方一：

五倍子30克。

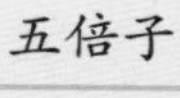

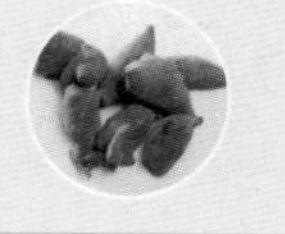

30克

用法：

将上药择净放入药罐中，加清水2000毫升，浸泡5～10分钟，水煎取汁放入浴盆中，先熏蒸龟头部，待温度降至40℃左右时，再将龟头浸泡到药液中5～10分钟。

疗程：

每晚1次，15～20天为1疗程，连续用药1～2疗程。

适应证：

早泄（此方同样适用于遗精）。

配方二：

仙鹤草20克，黄芩、丹皮各9克。

仙鹤草	黄芩	丹皮
20克	9克	9克

用法：

将上药水煎，将药汁放入盆内，浸泡双足，每次10～20分钟。

疗程：

每日1次，每次30分钟，10次1疗程。

适应证：

早泄（此方同样适用于遗精）。

配方三：

细辛30克，丁香20克。

细辛	丁香
30克	20克

用法：

将所有药材用75%酒精浸泡1周，房事前涂于阴茎。

疗程：

10次为1疗程。

适应证：

早泄。

配方四：

五倍子、金樱子、覆盆子各20克。

五倍子	金樱子	覆盆子
20克	20克	20克

用法：

将所有药材水煎30分钟，趁热熏洗阴茎及龟头部，待水温不烫手时，将龟头浸泡于药液中。

疗程：

每晚1次，14次为1疗程。

适应证：

早泄。

医师提示

◎正确认识性生活，了解性交的方法及性反应的过程，不要过度节制性生活，也不要过于频繁地进行性生活。

◎放松心情，不要太紧张或焦虑，避免心理因素导致早泄的发生。

◎多与性伴侣沟通，消除过于紧张、焦虑的情绪，避免早泄的发生。

◎在生活中多注意饮食，尽量避免辛辣刺激性的食物，多吃新鲜的蔬菜、水果。

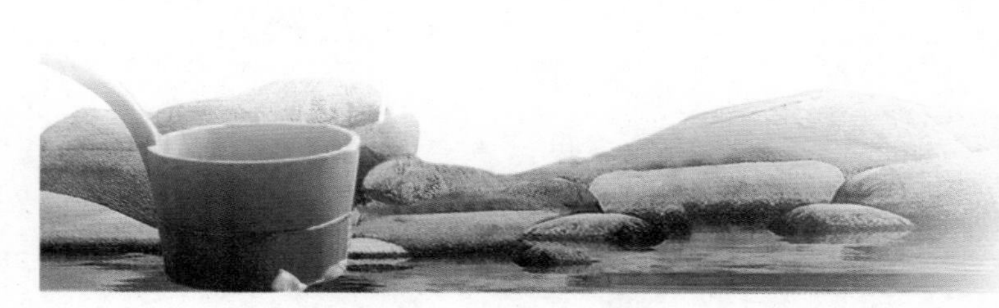

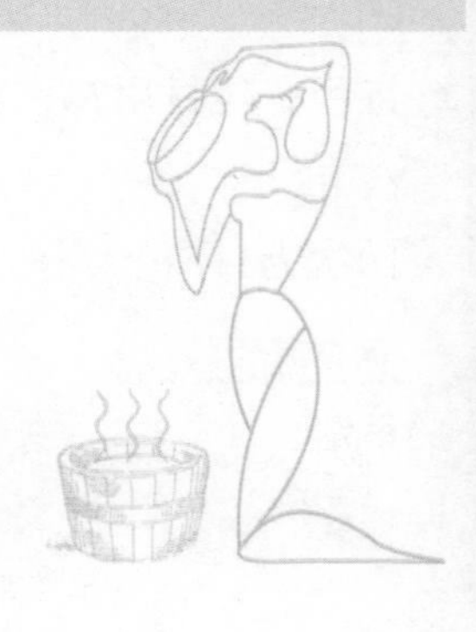

阳痿

症状表现

阳痿是指成年男子性交时，由于阴茎痿软不举，或举而不坚，或坚而不久，无法进行正常性生活的病症。但对发热、过度劳累、情绪反常等因素造成的一时性阴茎勃起障碍，不能视为病态。西医学中各种功能及器质性疾病造成的阳痿，均可参照此部分内容。

原因

中医认为本病是由于劳伤久病，饮食不节，七情所伤，外邪侵袭等原因造成的。

辨证分型

命门火衰：阳事不举，或举而不坚，精薄清冷，神疲倦怠，畏寒肢冷，面色晄白，头晕耳鸣，腰膝酸软，夜尿清长。

心脾亏虚：阳痿不举，心悸，失眠多梦，神疲乏力，面色萎黄，食少纳呆，腹胀便溏，舌淡，苔薄白，脉细弱。

肝郁不舒：阳事不起，或起而不坚，心情抑郁，胸胁胀痛，脘闷不适。

惊恐伤肾：阳痿不振，心悸易惊，胆怯多疑，夜多噩梦，常有被惊吓史。

湿热下注：阴茎痿软，阴囊潮湿，瘙痒腥臭，睾丸坠胀作痛，小便赤涩灼痛，胁胀腹闷，肢体困倦，泛恶口苦。

熏洗法药浴

配方一：

菟丝子、蛇床子、韭菜子、棉花子、仙茅、仙灵脾、巴戟天、阳起石、补骨脂、茴香各10克。

菟丝子	蛇床子	韭菜子	棉花子	仙茅
10克	10克	10克	10克	10克

仙灵脾	巴戟天	阳起石	补骨脂	茴香
10克	10克	10克	10克	10克

用法：

将上药放入锅内，水煎，趁热熏会阴、阴茎、阴囊，待药温后浸泡阴茎、阴囊，每日2次。

疗程：

每日1次，每次30分钟，10次为1疗程。

适应证：

命门火衰型阳痿。

配方二：

苦参、蛇床子各60克，黄柏、龙胆草、荆芥、海风藤各30克，百部、白鲜皮、夜交藤各15克。

苦参	蛇床子	黄柏	龙胆草	荆芥	海风藤	百部	白鲜皮	夜交藤
60克	60克	30克	30克	30克	30克	15克	15克	15克

用法：

将上药放入锅内水煎，先熏后浸洗阴部。

疗程：

每日1次，每次30分钟，10次为1疗程。

适应证：

湿热下注型阳痿。

配方三：

丁香、肉桂、露蜂房、川椒、煅牡蛎、吴茱萸、马兰花、蛇床子、桃仁、红花、木鳖子、硫磺、干姜各30克。

丁香	肉桂	露蜂房	川椒	煅牡蛎	吴茱萸	马兰花
30克	30克	30克	30克	30克	30克	30克

蛇床子	桃仁	红花	木鳖子	硫磺	干姜	
30克	30克	30克	30克	30克	30克	

用法：

将上药研粗末，每次取粗末30克，加水1000毫升，煮沸后去渣，先趁热熏少腹、阴茎、会阴处，待温后淋洗。

疗程：

每日1次，每次30分钟，10次为1疗程。

适应证：

阳痿。

医师提示

◎要从解除精神负担、调节情绪入手，树立治愈阳痿的信心。如果情绪不佳，就不要勉强过性生活，以免出现阳痿给以后的性生活留下阴影。

◎阳痿患者要进行适当的体育锻炼，戒除手淫习惯，夫妻暂时分居以减少性刺激。

◎阳痿康复过程中切忌滥用药物。

前列腺炎

症状表现

前列腺病变有急性和慢性之分。急性前列腺炎多继发于体内感染，如尿道炎、膀胱炎等。病原体侵犯腺体后，引起腺体急性充血、肿胀、化脓等改变，表现为突然发热、恶寒、尿频、尿急、尿痛，以及会阴、肛门部疼痛。大多数经过适当的休息和有效的治疗而迅速痊愈。慢性前列腺炎临床症状不一，多表现为尿频尿急，尿分叉、滴沥不尽、滴白，尿道口红肿，阴囊潮湿，耻骨胀痛，少腹胀痛，腹股沟胀痛等。

原因

一般而言，急性前列腺炎主要是指急性细菌性前列腺炎，慢性前列腺炎主要指慢性细菌性前列腺炎、非细菌性前列腺炎和前列腺痛。

家庭药浴法

配方一：

白芷、萆薢各30克，甘草5克。

白芷	萆薢	甘草
30克	30克	5克

用法：

将药物煎汤，倒入浴盆，坐盆内，水浸至小腹，水温以有温热感为度，水凉加温。

疗程：

每次坐浴30分钟，每日1次，30天为1疗程。

适应证：

慢性前列腺炎。

配方二：

白豆蔻、砂仁、胡椒、川椒各30克。

白豆蔻	砂仁	胡椒	川椒
30克	30克	30克	30克

用法：

将药物一起研细粉后装入小布袋内。取适量白酒熬至滚热后冲入药袋内，然后立即将此药袋悬于会阴部或龟头下方，用其热气熏会阴部及小腹(药袋的热度应以患者能够耐受为度，以免发生烫伤)。

疗程：

每日熏1次，每次熏30分钟。

适应证：

慢性前列腺炎，方中药物能清热解毒、利尿通淋。

医师提示

◎一定要节制性生活，避免前列腺反复充血，给予前列腺充分的恢复和调整时间。

◎注意尽量不饮酒，少吃辣椒、生姜等辛辣刺激的食物，以避免前列腺及膀胱颈反复充血，加重局部胀痛的感觉。

◎宜多进食蔬菜、水果，减少便秘的发生。

◎多饮水。

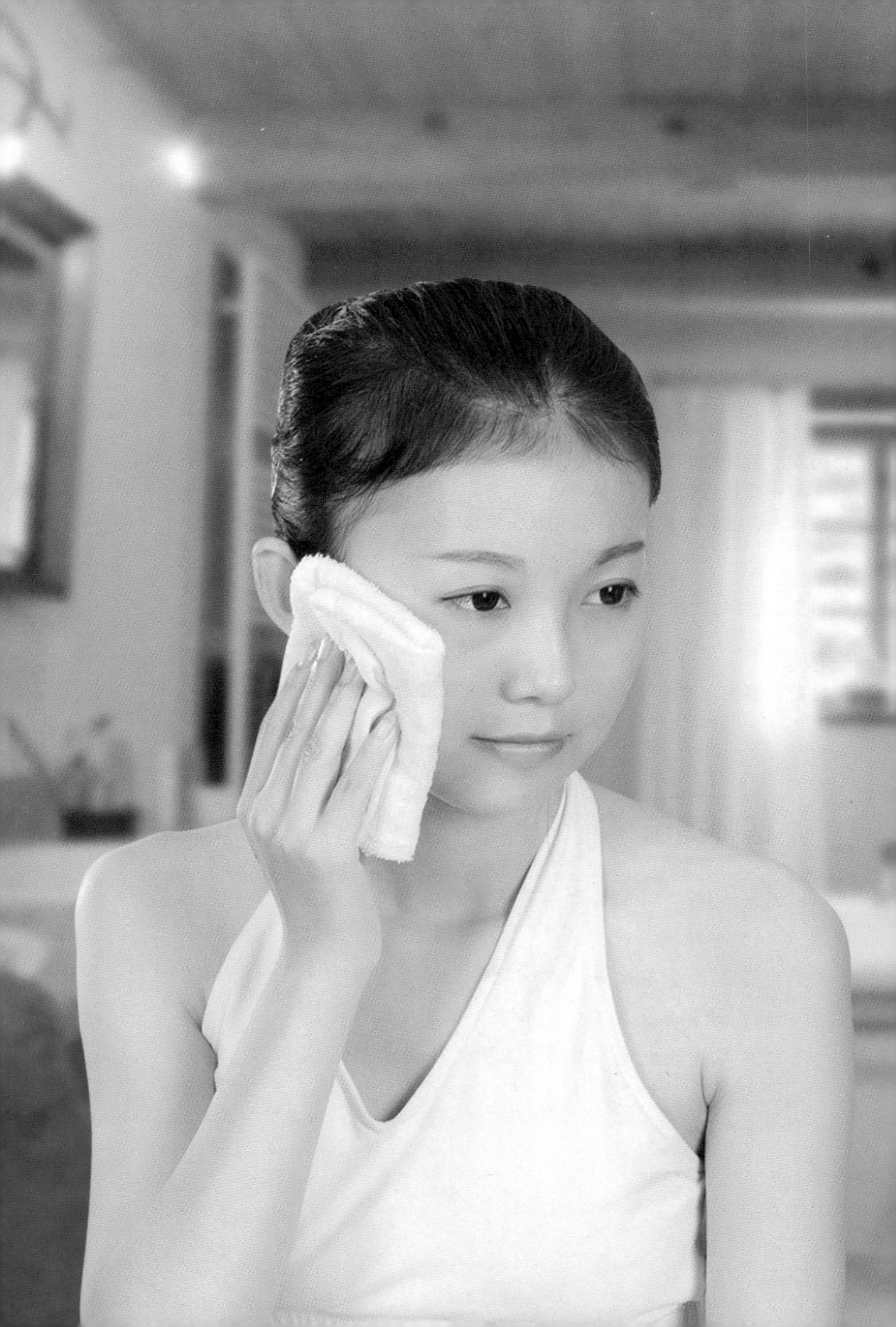

五官科疾病药浴疗法

◎ 牙痛

◎ 鼻窦炎

◎ 口腔溃疡

◎ 慢性咽炎

牙痛

症状表现

牙痛是多种牙齿疾病和牙周疾病的常见症状之一，其特点是以牙痛为主，牙龈肿胀，咀嚼困难，口渴口臭，或时痛时止，遇冷热刺激疼痛加重，面颊部肿胀等。牙龈鲜红或紫红、肿胀、松软，有时龈缘有糜烂或肉芽组织增生外翻，刷牙或吃东西时牙龈易出血，但一般无自发性出血。

原因

牙痛多由牙齿本身病变，牙周组织病变如牙周脓肿、牙周炎等引起。

辨证分型

风火相煽：牙痛发作急骤，疼痛剧烈，牙龈红肿，喜凉恶热，可兼有发热、口渴、腮颊肿胀等。

胃火炽盛：牙痛剧烈，牙龈红肿甚至出血，遇热更甚，伴口臭、尿赤、便秘等。

虚火上炎：牙齿隐隐作痛，时作时止，午后或夜晚加重，日久不愈可见齿龈萎缩，甚则牙齿松动，伴腰膝酸软、头晕眼花。

家庭药浴法

配方一：

金银花干品适量。

金银花干品

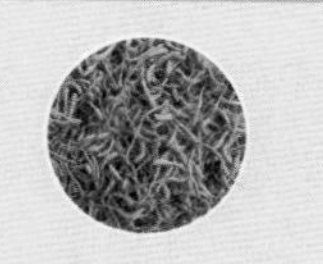

适量

用法：

将金银花干品用开水略冲后放入口中，稍咀嚼成团，将药团置于痛齿根部，2小时左右换药1次，持续贴敷、含服，入睡时含药疗效更佳。

疗程：

2～3日症状可消除。

适应证：

各类型牙痛。

配方二：

地骨皮60克，丹皮10克，石膏、菊花各30克，防风15克。

地骨皮	丹皮	石膏	菊花	防风
60克	10克	30克	30克	15克

用法：

将所有药材煎水，浸洗足部。

疗程：

每天3次，每次5～10分钟。

适应证：

风火牙痛。

医师提示

◎不吃过热、过酸、过甜的食物。

◎选用脱敏或者防酸牙膏刷牙，这两种牙膏含有氟，氟可以阻止牙齿在酸性环境中脱磷脱钙，有抗酸、止酸痛的功效。

◎不吃容易上火的食物，多吃清火的食物，例如芹菜、西瓜等。

◎保持口腔清洁，消除口腔内的细菌。

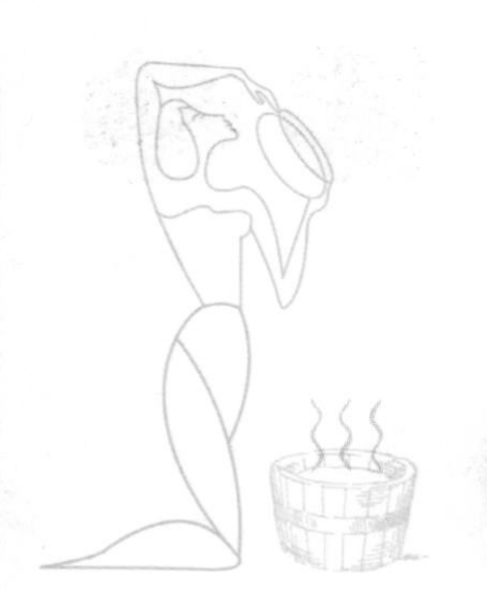

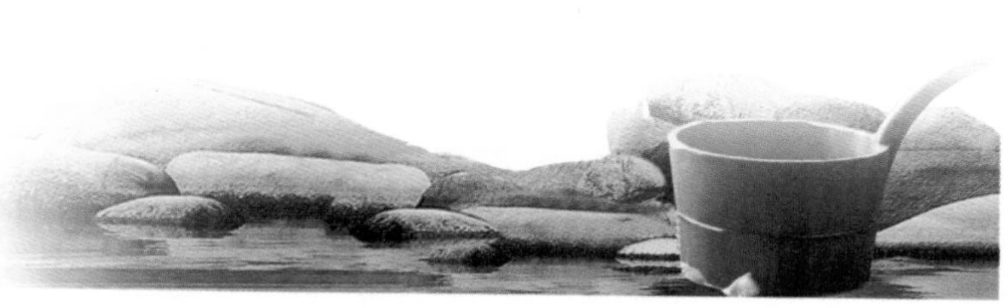

鼻窦炎

症状表现

鼻窦炎是鼻窦黏膜的非特异性炎症，为一种鼻科常见多发病，分为急性和慢性两类。主要症状有流黄色、绿色或黄绿色的臭味浓涕；交替性鼻塞；钝痛、闷胀性头痛；嗅觉减退或消失等。

原因

中医认为本病多由于外感风邪，邪气长期稽留所致。

辨证分型

外感风寒：鼻塞较重，喷嚏频作，涕多而清稀，鼻音重浊。

外感风热：鼻塞而干，时轻时重，或鼻痒气热，涕少黄稠。

气滞血瘀：持续性闭塞，涕多而黏，色白或黄稠，嗅觉不敏，声音不扬。

气虚邪滞：鼻塞时轻时重，或昼轻夜重，涕白而稀，遇寒加重，头晕头痛。

家庭药浴法

配方一：

玄参、川乌、草乌、白芷、金银花、柴胡、薄荷、钩藤各15克。

玄参	川乌	草乌	白芷	金银花	柴胡	薄荷	钩藤
15克	15克	15克	15克	15克	15克	15克	15克

用法：

将药物放入砂锅内，加水2000毫升，煎至1000毫升，倒入脸盆中，先熏（患者用鼻吸入热气，从口中呼出，反复多次），待药液不烫时，洗头部。

疗程：

早晚各1次，每剂药可熏洗2天，2剂药为1疗程。

适应证：

各种急慢性鼻窦炎。

配方二：

辛夷、苍耳子各15克，白芷30克，薄荷1.5克。

辛夷	苍耳子	白芷	薄荷
15克	15克	30克	1.5克

用法：

将药物研细粉，取少许吹入患侧鼻孔。

疗程：

每天1～2次，10天为1疗程。

适应证：

各种急慢性鼻炎、鼻窦炎。

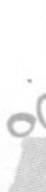

医师提示

◎加强体育锻炼，增强体质，预防感冒。

◎应积极治疗急性鼻炎（感冒）和牙病。

◎鼻腔有分泌物时不要用力擤鼻，应堵塞一侧鼻孔擤净鼻腔分泌物，再堵塞另一侧鼻孔擤净鼻腔分泌物。

◎游泳时避免跳水和呛水。

◎患急性鼻炎时，不宜乘坐飞机。

◎妥善治疗变态反应性疾病，改善鼻腔鼻窦通风引流。

口腔溃疡

症状表现

主要表现为口腔局部小溃疡、灼热疼痛。

原因

中医认为本病是由于心脾积热，循经上炎于口腔而发，或是心神阴虚，虚火上炎，熏灼于口。

家庭药浴法

配方一：

黄连、白矾、食盐各3克。

黄连	白矾	食盐
3克	3克	3克

用法：

将药物加水200毫升，煎开待凉，漱口。

疗程：

每日1剂，轻者每日3～4次，重者每日5～6次，用至症状消失。

适应证：

口腔溃疡。

配方二：

藿香、佩兰、香薷各10克。

藿香	佩兰	香薷
10克	10克	10克

用法：

将药物加水150毫升，煎开待凉，时时含漱。

疗程：

每日1剂，轻者每日3～4次，重者每日5～6次，用至症状消失。

适应证：

口腔溃疡。

配方三：

木香10克，公丁香6克，白芷、藿香各12克，粉葛根30克。

木香	公丁香	白芷	藿香	粉葛根
10克	6克	12克	12克	30克

用法：

将药物用冷水煎汤代水，分多次漱口。

疗程：

每日1剂，轻者每日3～4次，重者每日5～6次，用至症状消失。

适应证：

口腔溃疡。

配方四：

甜瓜子粉6克，丁香0.3克，白芷0.3克，甘草2克。

甜瓜子粉	丁香	白芷	甘草
6克	0.3克	0.3克	2克

用法：

将上述药物加200毫升水，煎后待凉，搽洗并漱口。

疗程：

每日3～5次，至愈。

适应证：

口腔溃疡。

医师提示

◎注意口腔卫生，避免损伤口腔黏膜，避免辛辣刺激性食物和局部刺激。

◎可以多吃一些蔬菜和水果，B族维生素可以帮助预防口腔溃疡。

◎保持心情舒畅，乐观开朗，避免着急。

◎保证充足的睡眠时间，避免过度疲劳。

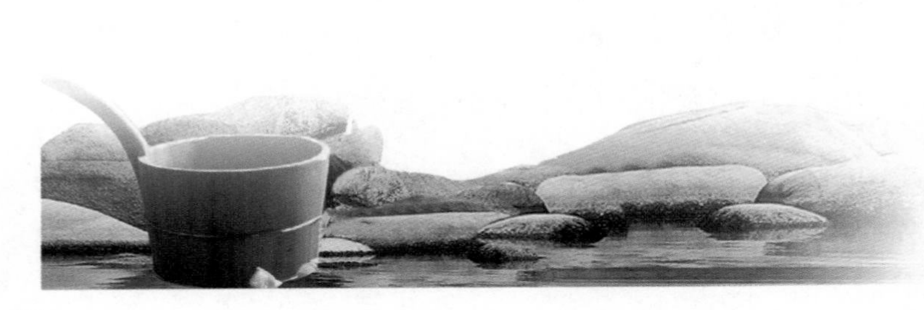

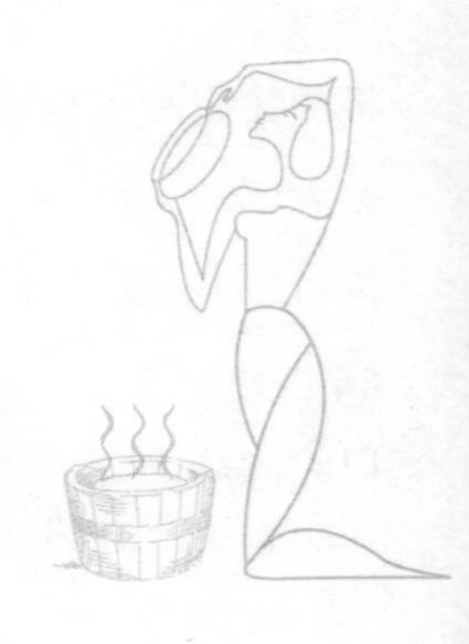

慢性咽炎

症状表现

慢性咽炎是指咽黏膜及淋巴组织的慢性炎症，常发生于中年人，临床以咽部充血、咽干、有异物、刺激感为主要表现。

原因

本病属中医“虚火喉痹”的范畴，多因肺肾阴虚，金水不生，津液不得上润；或肝气升发太过，气火循经贯膈上肺，耗劫肺阴，虚火灼喉而发病。

辨证分型

肺阴不足：咽中不适，干燥微痛，干咳无痰，或痰少而黏，午后颧红，精神疲乏，手足心热，气短乏力。

肾阴亏虚：咽中不适，干燥微痛，不喜多饮，腰膝酸软，虚烦失眠，头晕眼花。

痰瘀互结：咽中不适，有痰黏附、色黄难咳，恶心欲吐，咽痛如梗。

家庭药浴法

配方一：

牛黄解毒片2片。

牛黄解毒片

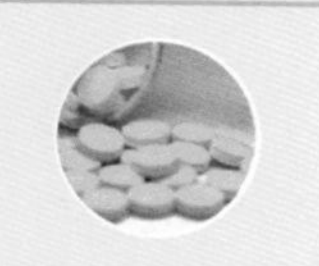

2片

用法：

将牛黄解毒片压碎，用75%的酒精溶解调成糊状，用胶布贴在喉结旁人迎穴上。一次贴一侧，12小时后贴另一侧，用胶布固定。

疗程：

5天为1疗程。

适应证：

慢性咽炎。

配方二：

金银花、菊花、麦冬、桔梗、甘草各3克。

金银花	菊花	麦冬	桔梗	甘草
3克	3克	3克	3克	3克

用法：

将麦冬、桔梗、甘草放入杯中，注入开水150毫升，加盖闷10分钟，再放入金银花、菊花，加开水50毫升，闷20分钟。趁热用蒸汽熏蒸咽部3～5分钟，再含服2～3分钟。

疗程：

每日1剂，连续用7～14天。

适应证：

慢性咽炎。

配方三：

无花果25克，冰糖适量。

无花果	冰糖
25克	适量

用法：

无花果与冰糖一起放入锅中，加入少许清水，煮20分钟，待凉后频频含服。

疗程：

每日1次。

适应证：

慢性咽炎。

配方四：

生地黄、玄参、麦冬、桔梗、香附、丹参、黄芪、川芎、桂枝各30克。

生地黄	玄参	麦冬	桔梗	香附
30克	30克	30克	30克	30克

丹参	黄芪	川芎	桂枝	
30克	30克	30克	30克	

用法：

将所有药材用清水浸泡30分钟，加入3升清水煮沸，再用文火煮30分钟；去渣取汁倒入泡脚盆，先用热气熏蒸双足，至足能入盆后，足浴30分钟。

疗程：

每天1次，10次为1疗程。

适应证：

慢性咽炎。

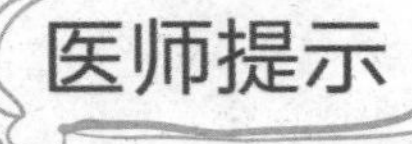

◎烟酒既可刺激咽喉，又可使机体功能受损，应坚决戒除。

◎保持居室内空气湿润清洁，不吸烟，不把有刺激气味的物品放在室内。

◎避免用嗓过度或大声喊叫，注意休息。

◎时常饮用清凉润喉饮料和进食水果，每天早晨用盐水漱口。

◎适量参加体育活动，增强体质与抗病能力。

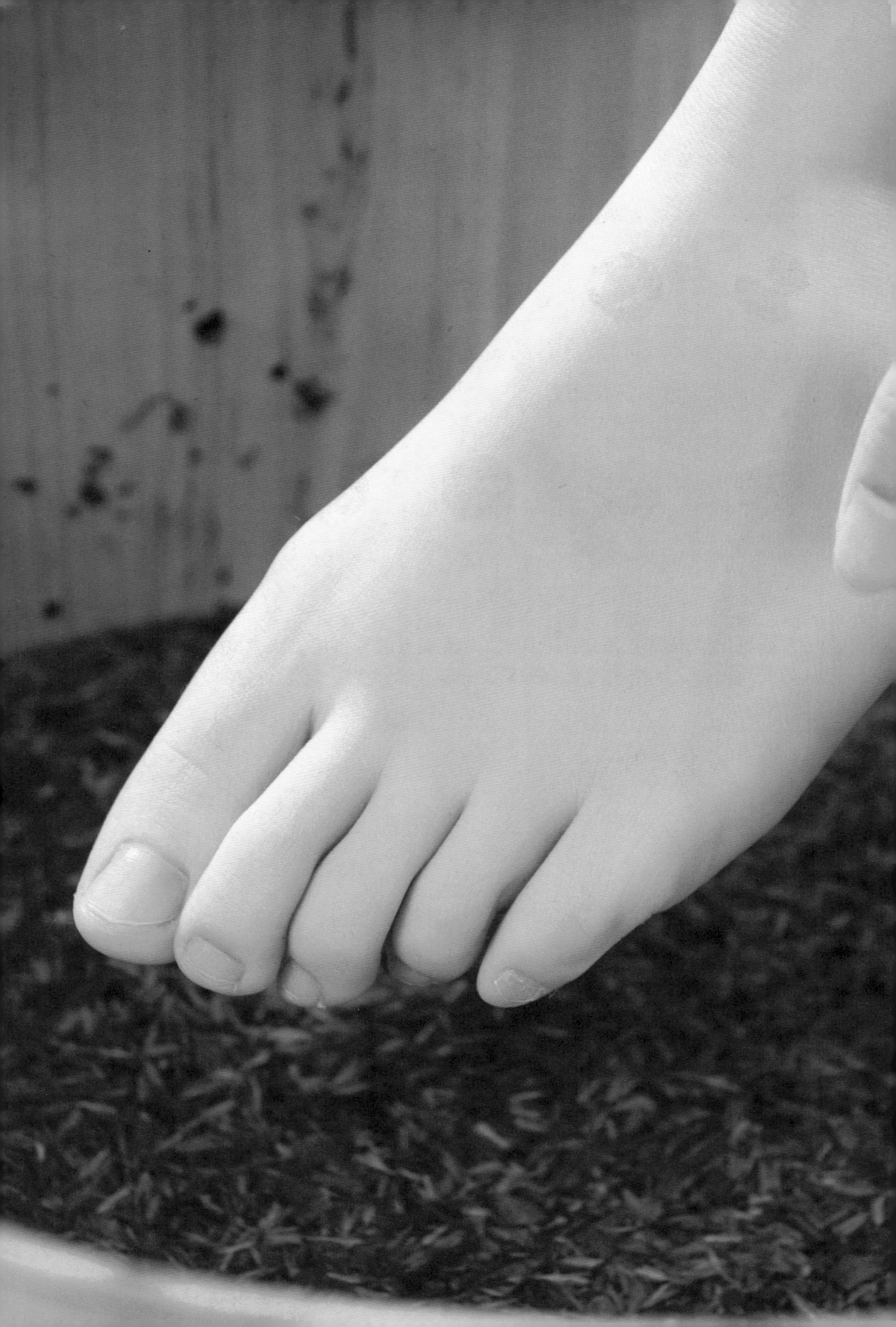

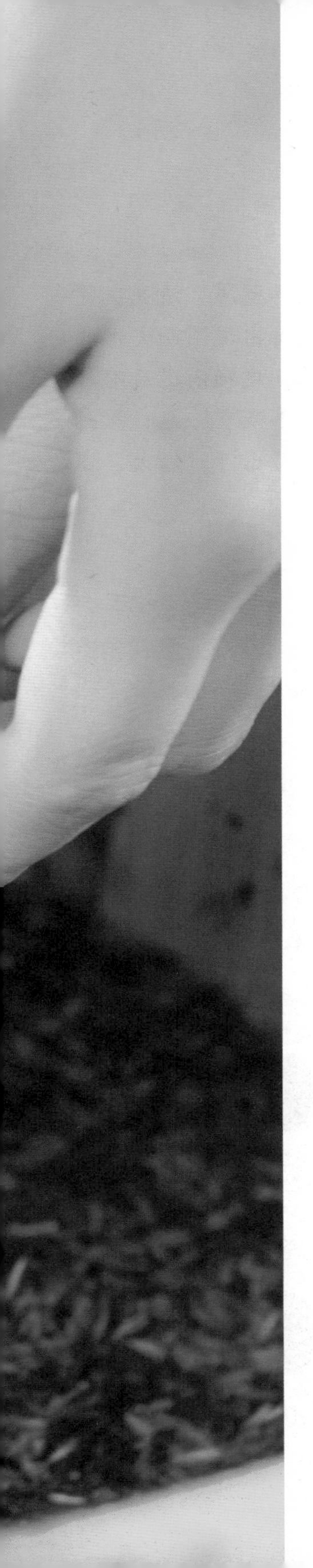

第七章

皮肤科疾病药浴疗法

◎ 痱子

◎ 湿疹

◎ 脚气

◎ 足部干裂

◎ 皮肤瘙痒

◎ 银屑病

◎ 神经性皮炎

◎ 美容

痱子

症状表现

白痱皮损为针尖至针头大小的浅表性小水疱，壁薄，清亮，周围无红晕，干涸后留有细小鳞屑；红痱皮损为成批出现圆而尖形的针头大小的密集丘疹或丘疱疹，周围有轻度红晕，皮损消退后有轻度脱屑；脓痱皮损为密集的丘疹，顶端有针头大小浅表脓疱；深痱皮损为密集的皮色小水疱，内容清亮，不易擦破，出汗时增大，不出汗时缩小。

原因

痱子是由于环境中气温高、湿度大，出汗过多，不易蒸发，汗液使表皮角质层浸渍，致使汗腺导管口变窄或阻塞导致，中医认为本病与外感湿邪，内伤湿滞有关。

家庭药浴法

配方一：

苦参30克，黄柏15克，金银花35克，地肤子、蛇床子、黄芩、枯矾、五倍子、赤芍、白鲜皮各15克，薄荷10克（后下），野菊花30克。

苦参	黄柏	金银花	地肤子	蛇床子	黄芩
30克	15克	35克	15克	15克	15克

枯矾	五倍子	赤芍	白鲜皮	薄荷	野菊花
15克	15克	15克	15克	10克	30克

用法：

上药水煎成1000毫升，用纱布蘸药汁频洗疮面。

疗程：

每次20～30分钟，每日2次，至愈。

适应证：

痱子。

配方二：

金银花15克，连翘20克，野菊花15克，蒲公英20克，苦参10克，晚蚕沙15克，白鲜皮20克，车前子10克。

金银花	连翘	野菊花	蒲公英	苦参	晚蚕沙	白鲜皮	车前子
15克	20克	15克	20克	10克	15克	20克	10克

用法：

将上药放入锅内，视病变范围煎成药液200～500毫升，温洗患处。

疗程：

每日2次，每日1剂，一般2～3天见效。

适应证：

痱子。

医师提示

◎保持室内通风、凉爽，以减少出汗和利于汗液蒸发。

◎衣着宜宽大，便于汗液蒸发，及时更换潮湿衣服。

◎经常保持皮肤清洁干燥，常用干毛巾擦汗或用温水勤洗澡。

◎痱子发生后，避免搔抓，防止继发感染。

湿疹

症状表现

湿疹表现为多形性皮损，对称分布，易于渗出，自觉瘙痒，反复发作和慢性化，中医称为湿疮。

原因

本病原因复杂，目前多认为是过敏性疾病，属迟发型变态反应。中医认为本病乃禀赋不足，风湿热邪客于肌肤而成。

辨证分型

湿热浸淫：发病急，可泛发全身各部，初起皮损潮红灼热、肿胀，继而皮疹成片或水泡密集，渗液流津，瘙痒不休，伴身热、心烦、口渴、大便干、小便短赤。

脾虚湿盛：发病较缓慢，皮损潮红，瘙痒，抓后糜烂，可见鳞屑，伴纳少神疲、腹胀便溏。

血虚风燥：病情反复发作，病程较长，皮损色暗或色素沉着，粗糙肥厚，呈苔藓样变，剧痒，皮损表面有抓痕、血痂和脱屑。

家庭药浴法

配方一：

金银花15克，连翘20克，野菊花15克，蒲公英20克，苦参10克，晚蚕沙15克，白鲜皮20克，车前子10克。

金银花	连翘	野菊花	蒲公英	苦参	晚蚕沙	白鲜皮	车前子
15克	20克	15克	20克	10克	15克	20克	10克

用法：

将上药放入锅内，视病变范围煎成药液200～500毫升，温洗患处。

疗程：

每日2次，每日1剂，一般2～3天见效。

适应证：

婴儿湿疹。

配方二：

马齿苋60克，枯矾、苦参、五倍子各20克。

马齿苋	枯矾	苦参	五倍子
60克	20克	20克	20克

用法：

将上药水煎，待温度适宜后外洗患处。

疗程：

每日1～3次，每次10～15分钟，每剂可用5天。

适应证：

湿疹（湿热浸淫型）。

配方三：

苦参50克，黄柏、马齿苋、地肤子、白茅根、白鲜皮各20克，蒲公英30克。

苦参	黄柏	马齿苋	地肤子	白茅根	白鲜皮	蒲公英
50克	20克	20克	20克	20克	20克	30克

用法：

将上药浸泡10分钟，然后加水至2000毫升，煮开后文火煎20分钟，待药液温后擦洗患处。

疗程：

每日2次，10天为1疗程。

适应证：

湿疹。

配方四：

苦参、蛇床子、地肤子、威灵仙、龙胆草各30克，川花椒、黄柏、白矾、白鲜皮各15克。

苦参	蛇床子	地肤子	威灵仙	龙胆草	川花椒	黄柏	白矾	白鲜皮
30克	30克	30克	30克	30克	15克	15克	15克	15克

用法：

将上药水煎20～30分钟，放入盆内，趁热坐浴，外洗阴部。

疗程：

每次20分钟，每日2次，每日1剂。

适应证：

阴囊湿疹。

医师提示

◎注意饮食起居、生活要规律，避免精神紧张，保持乐观开朗的为人处世态度；适当进行体育锻炼，劳逸结合。

◎避免各种外界刺激，如热水烫洗、过度搔抓等，少接触化学成分用品，如肥皂、洗衣粉、洗洁精等。

◎避免可能致敏和刺激性食物，如辣椒、浓茶、咖啡、酒类。

◎注意个人卫生，衣服要宽松舒适，尽量选择纯棉制品。

◎在专业医师指导下用药，切忌乱用药。

脚气

症状表现

脚气，又称足癣，系真菌感染引起，其皮肤损害往往是先单侧（即单脚）发生，数周或数月后才感染到对侧。水疱主要出现在趾腹和趾侧，最常见于三四趾间，足底亦可出现，为深在性小水疱，可逐渐融合成大疱。足癣的皮肤损害有一特点，即边界清楚，可逐渐向外扩展。因病情发展或搔抓，可出现糜烂、渗液，甚或细菌感染，出现脓疱等。

原因

脚气由真菌感染引起的，中医认为本病是由湿热下注造成的。脚气的发病还与生活习惯有关，有些人不注意足部清洁卫生和鞋袜的质地，为真菌提供了良好的滋生环境。

家庭药浴法

配方一：

苦参、苦槿皮、白鲜皮、蛇床子、地肤子各30克，枯矾20克，海桐皮、鹤虱子各30克，狼毒、大风子各15克，甘草10克。

苦参	苦槿皮	白鲜皮	蛇床子	地肤子	枯矾
30克	30克	30克	30克	30克	20克

海桐皮	鹤虱子	狼毒	大风子	甘草	
30克	30克	15克	15克	10克	

用法：

用2000毫升水浸泡中药1小时，煎沸30分钟，待温后泡患足30分钟左右。

疗程：

每日1～2次，每剂可连用2～3天，每次加热煮沸待温浸洗。10天为1疗程，一般连用1～3疗程。

适应证：

脚气。

配方二：

苦参、地肤子、黄柏、黄精各20克，藿香、百部、，防风、明矾各15克，白鲜皮20克。

苦参	地肤子	黄柏	黄精	藿香
20克	20克	20克	15克	15克

百部	防风	明矾	白鲜皮	
15克	15克	15克	20克	

用法：

上药放入砂锅中，加凉水2000毫升，浸泡1小时后，用文火煎开20分钟，加入食醋200毫升，待温后浸泡患足。

疗程：

每日1次，每次30分钟，连用7天为1疗程。

适应证：

脚气。

配方三：

乌梅15克，苦参、白鲜皮、蒲公英各30克，黄柏12克，雄黄6克。

乌梅	苦参	白鲜皮	蒲公英	黄柏	雄黄
15克	30克	30克	30克	12克	6克

用法：

上药加冷水5000毫升，浸泡20分钟，然后用武火煎煮25分钟后将药液倒出，待凉至35～40℃时，浸泡患足10～15分钟。

疗程：

每日早晚各1次。

适应证：

脚气。

配方四：

芒硝60克，皂角、乌梅、土大黄各40克，苦参、百部各60克，白及、黄精各40克，大风子30克，蛇床子40克，红花、白矾各30克。

芒硝	皂角	乌梅	土大黄	苦参	百部
60克	40克	40克	40克	60克	60克

白及	黄精	大风子	蛇床子	红花	白矾
40克	40克	30克	40克	30克	30克

用法：

上述药物加入食醋1000克，浸1夜，次日加水，2次煮沸20～30分钟，去渣，将患足入浸。

疗程：

每日2次，每次40分钟，1周为1疗程。

适应证：

脚气。

配方五：

白花蛇舌草、蛇床子各15克。

白花蛇舌草	蛇床子
15克	15克

用法：

将上药水煎，取汁，趁热浸泡双足。

疗程：

每次1小时，7天为1疗程。

适应证：

脚气。

配方六：

花椒10克，粗盐20克。

花椒	粗盐
10克	20克

用法：

将上药加入适量清水煮沸，倒入盆中，待水温合适时泡入双脚。

疗程：

每晚1次，每次20分钟，3日为1疗程。

适应证：

脚气。

医师提示

◎注意足部清洁，保持皮肤干燥。每天清洗足部数次，勤换袜子。

◎洗脚盆及擦脚毛巾应分别使用，以免传染他人。

◎平时不宜穿运动鞋、旅游鞋等不透气的鞋子，以免造成脚汗过多、脚臭加剧。

◎勿吃容易引发出汗的食品，如辣椒、生葱、生蒜等。

足部干裂

症状表现

足部干裂又名皲裂疮，是一种常见的皮肤病，男女老少均可发生，以皮肤干燥疼痛，皲裂伴或不伴瘙痒为临床特征。

原因

中医认为本病主要是由于素体积热，而骤被风寒燥冷所伤，导致血脉阻滞，肌肤失于濡养而成；或素体血虚，复因局部经常摩擦，致肌肤破裂，或水湿、外毒浸渍而成。

家庭药浴法

配方一：

白及、苦参、马齿苋、甘草各40克，凡士林油适量。

白及	苦参	马齿苋	甘草	凡士林油
40克	40克	40克	40克	适量

用法：

将白及、苦参、马齿苋、甘草用水浸泡30分钟后，再煎20～30分钟，滤汁，用药液浸泡并搓洗患处。

疗程：

每次10～15分钟，每日浸泡1次，洗后擦干患处，然后用凡士林油搽1～2分钟，睡觉时将患处用干净的塑料袋包裹起来，次日早晨再洗掉凡士林油。

适应证：

足部干裂。

配方二：

苦参、百部、白头翁、当归各20克，黄连、黄芩、黄柏、地肤子、何首乌、防风、露蜂房、蛇蜕、蛇床子、蝉蜕各15克，土茯苓40克，仙鹤草30克，花椒10克。

苦参	百部	白头翁	当归	黄连	黄芩	黄柏	地肤子	何首乌
20克	20克	20克	20克	15克	15克	15克	15克	15克

防风	露蜂房	蛇蜕	蛇床子	蝉蜕	土茯苓	仙鹤草	花椒
15克	15克	15克	15克	15克	40克	30克	10克

用法：

上药水煎，将药汁放在盆内，浸泡双足。

疗程：

每次20分钟，10天为1疗程。

适应证：

足部干裂。

配方三：

苦楝子250克。

苦楝子
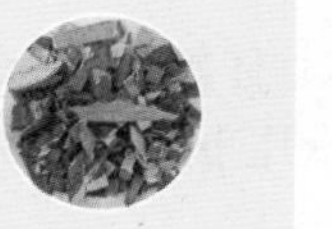
250克

用法：

上药加冷水2000毫升煎煮，待水沸腾后再煮20分钟，取水洗浴患处。

疗程：

每天中午、晚上分2次洗浴，每次20～30分钟，10天为1疗程。

适应证：

足部干裂。

配方四：

苦参、露蜂房、地肤子、蛇床子、川椒、鹤虱、百部、枯矾、黄柏、黄芩、当归、制首乌、黄连、鬼箭羽各15克，土茯苓40克。

苦参	露蜂房	地肤子	蛇床子	川椒	鹤虱	百部	枯矾
15克	15克	15克	15克	15克	15克	15克	15克

黄柏	黄芩	当归	制首乌	黄连	鬼箭羽	土茯苓
15克	15克	15克	15克	15克	15克	40克

用法：

上药水煎，将药汁放入盆内，浸泡患足。

疗程：

每次20分钟，每天1次，10天为1疗程。

适应证：

足部干裂。

医师提示

◎冬季气候寒冷干燥，出汗较少，皮肤易干裂起皱，应特别注意足部的防寒保暖，经常用温热水泡洗。

◎饮食多样化，多吃水果和蔬菜，多饮水，适量摄入富含蛋白质的食物，保持皮肤的水分和弹性。

◎病程较长或年老患者应该增加营养，适当多吃一些猪肝、猪皮、羊肉、阿胶、鱼肝油丸之类的食品和药品。

皮肤瘙痒

症状表现

皮肤瘙痒是指无原发皮疹，但有瘙痒的一种皮肤病，中医称之为风瘙痒。皮肤瘙痒属于神经精神性皮肤病，是一种皮肤神经官能症性疾患。临床上将只有皮肤瘙痒而无原发性皮肤损害者称之为瘙痒症。属中医“痒风”的范畴。

原因

皮肤瘙痒症的病因尚不明了，多认为与某些疾病有关，如糖尿病、肝病、肾病等；同时还与一些外界因素刺激有关，如寒冷、温热、化纤织物等。

家庭药浴法

配方一：

当归30克，白芷、紫草、荆芥、防风各15克，蝉蜕10克，羌活、独活、白鲜皮、苦参各15克。

当归	白芷	紫草	荆芥	防风
30克	15克	15克	15克	15克

蝉蜕	羌活	独活	白鲜皮	苦参
10克	15克	15克	15克	15克

用法：

上药加水1000毫升煎煮，熏洗瘙痒部位，用清水洗净后在瘙痒部位抹凡士林油。

疗程：

每次治疗20～30分钟，4周1疗程，共治疗2疗程。

适应证：

皮肤瘙痒症。

配方二：

蛇床子、地肤子各30克，五倍子、苦参、苍术、薏米、黄柏各15克。

蛇床子	地肤子	五倍子	苦参	苍术	薏米	黄柏
30克	30克	15克	15克	15克	15克	15克

用法：

上药加水3000～4000毫升浸泡，用纱布包裹，浸泡1小时，文火煮30分钟，过滤后再煮一次，两次药液混匀备用，熏洗患处。

疗程：

每天1次，每次20～30分钟，熏洗后用清水冲洗，每剂连用2天，5剂为1疗程。

适应证：

皮肤瘙痒症。

医师提示

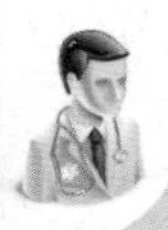

◎避免使用劣质护肤品。

◎忌食辛辣刺激性食物，包括酒类。

◎多参加体育活动，以增强身体抵抗力，并分散对皮肤瘙痒症的注意力。

◎不要用热水烫洗皮肤瘙痒部位，虽然烫洗能暂时缓解瘙痒的感觉，但是会给皮肤带来不良刺激，烫洗后往往瘙痒加剧。

银屑病

症状表现

银屑病是一种易于复发的慢性红斑鳞屑性皮肤病，以皮肤上出现红色丘疹或斑块，上覆以多层银白色鳞屑为临床特点。

原因

中医认为本病多因营血亏虚，化燥生风，肌肤失养所致。

辨证分型

血热型（多见于急性进行期银屑病）：皮肤迅速发疹、急剧发展、基底炎症明显，皮疹多呈点滴状或小斑片，患者瘙痒明显，舌质绛红，舌苔黄腻。

血燥型（多见于静止期银屑病）：皮疹色淡红，少有新鲜皮疹发出；原有皮疹部分消退。部分皮疹呈钱币状，或融合成大片，舌质淡红或舌苔淡白而舌质发红。

血瘀型（多见于顽固的银屑病）：病程反复日久，患处肥厚浸润，呈皮革状，瘙痒明显。舌质紫暗或可见瘀点、瘀斑。

寒湿型（多见于关节病型银屑病）：皮疹暗红而多屑，伴手足小关节红肿、疼痛、变形，甚至丧失功能，舌质淡、舌苔薄白。

脓毒型（多见于脓疱型银屑病）：在银屑病基础上出现密集的、粟粒大小的薄壁脓疱，互相融合形成“脓湖”，表皮如薄膜状，容易擦破。舌质红绛，舌苔黄腻或光剥少苔，多见皱纹状舌。

毒热型（多见于红皮病型银屑病）：常发病急骤，皮肤浸润潮红、大量糠状或叶状脱屑，甚至毛发、甲质脱落，舌质红绛而少苔。

家庭药浴法

配方一：

花椒、枯矾各120克，野菊花250克，朴硝500克。

花椒	枯矾	野菊花	朴硝
120克	120克	250克	500克

用法：

将上药水煎，取药汁放入盆内，全身泡浴。

疗程：

每天1次，每次30分钟，10天为1疗程。

适应证：

血热性银屑病。

配方二：

川芎、土茯苓各30克，血竭15克，斑蝥10克，雄黄15克，没药20克。

川芎	土茯苓	血竭	斑蝥	雄黄	没药
30克	30克	15克	10克	15克	20克

用法：

将上药放入半盆水中，皮损处暴露于盆上，上面封膜，加热熏蒸后，用药水洗患处。

疗程：

每次熏蒸30分钟，水洗6～10分钟，每周1～2次。

适应证：

各型银屑病。

配方三：

茵陈、土茯苓、三棱、雷公藤、莪术、透骨草、侧柏叶各30克。

茵陈	土茯苓	三棱	雷公藤
30克	30克	30克	30克

莪术	透骨草	侧柏叶	
30克	30克	30克	

用法：

将上药水煎，取汁放入盆内，外洗。

疗程：

每天1次，每次30分钟，10天为1疗程。

适应证：

银屑病。

配方四：

苦参、紫草、地肤子各30克，蛇床子、白头翁、刘寄奴各15克，土茯苓、白豆蔻各20克，薄荷、艾叶各15克，白矾、硫磺各6克。

苦参	紫草	地肤子	蛇床子	白头翁	刘寄奴
30克	30克	30克	15克	15克	15克

土茯苓	白豆蔻	薄荷	艾叶	白矾	硫磺
20克	20克	15克	15克	6克	6克

用法：

将上药水煎，取汁放入盆内，外洗。

疗程：

每天1次，每次30分钟，10天为1疗程。

适应证：

各型银屑病。

医师提示

◎保持乐观的情绪。很多患者因精神刺激而发病或加重，也有的患者因心情开朗而自愈。

◎适当的休息及运动。锻炼自己的体魄，增强抵抗力，如太极拳锻炼、气功疗法等。

◎养成良好的饮食习惯。不饮酒，不吸烟，不吃辛辣刺激性食物以及羊肉、海鲜等腥膻之品。

◎每于好发季节之前，适当服用凉血消斑润肤的中药，能够有效避免或减轻银屑病复发。

◎寒冷季节发病的患者，应经常进行日光浴。

神经性皮炎

症状表现

神经性皮炎是一种皮肤神经功能障碍性疾病，以皮肤肥厚、皮沟加深、苔藓样改变和阵发性剧烈瘙痒为特征。

原因

中医认为本病多因情志不遂、肝气郁结、郁久化火，日久耗血伤阴，血虚化燥生风，肌肤失去濡养而发生。

辨证分型

血虚风燥：丘疹融合，成片成块，表面干燥，色淡或灰白，皮纹加深，上覆鳞屑，剧烈瘙痒，夜间尤甚，女性或兼有月经不调。

阴虚血燥：皮损日久不退，呈淡红色或灰白色，局部干燥肥厚，甚则泛发全身，剧烈瘙痒，夜间尤甚。

肝郁化火：皮损色红，心烦易怒或精神抑郁，失眠多梦，眩晕，口苦咽干。

风热蕴阻：皮疹呈淡褐色，皮损成片，粗糙肥厚，阵发性剧痒，夜间尤甚。

家庭药浴法

配方一：

防风25克，艾叶20克，白鲜皮25克，地肤子20克，乌蛇30克，苦参40克，苍术30克，蛇蜕、木贼各10克，香附15克，白蒺藜、蛇床子各20克，蝉蜕10克。

防风	艾叶	白鲜皮	地肤子	乌蛇
25克	20克	25克	20克	30克

苦参	苍术	蛇蜕	木贼
40克	30克	10克	10克

香附	白蒺藜	蛇床子	蝉蜕
15克	20克	20克	10克

用法：

上药洗净煎水，将药汁放入盆内，熏洗局部皮肤。

疗程：

每日3次，每次熏洗20分钟左右，7天为1疗程。

适应证：

神经性皮炎。

医师提示

◎放松紧张情绪，保持乐观，防止感情过激，特别是注意避免情绪紧张、焦虑、激动，生活力求有规律，注意劳逸结合。

◎减少刺激，避免采取用力搔抓、摩擦及热水烫洗等方法来止痒。

◎调节饮食，限制酒类、辛辣刺激性饮食，保持大便通畅，积极治疗胃肠道病变。

美容

配方一：

橘皮、米糠各30克。

橘皮	米糠
30克	30克

用法：

上药用纱布包好，水煎20分钟，加水，洗浴。

疗程：

每日1次。

适应证：

美容保健。

配方二：

菊花10克，红花30克，当归10克，玫瑰花30克，棉布袋1个。

菊花	红花	当归	玫瑰花	棉布袋
10克	30克	10克	30克	1个

用法：

上药用纱布包好，水煎20分钟，加水，洗浴。

疗程：

每日1次。

适应证：

美容保健。

配方三：

红花30克，薄荷、白芷各15克。

红花	薄荷	白芷
30克	15克	15克

用法：

上药用纱布袋包好，水煎取汁，倒入盆中，温水洗浴周身。

疗程：

每日1次。

适应证：

美容保健。